田代华 刘更生—整理

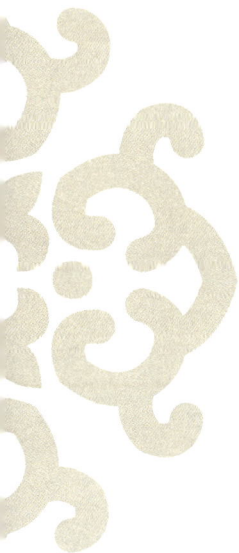

中医临床必读丛书重刊

灵枢经

人民卫生出版社

·北京·

图书在版编目（CIP）数据

灵枢经 / 田代华，刘更生整理 . —北京：人民卫生出版社，2023.3
（中医临床必读丛书重刊）
ISBN 978-7-117-34601-6

Ⅰ.①灵… Ⅱ.①田… ②刘… Ⅲ.①《灵枢经》
Ⅳ.① R221.2

中国国家版本馆 CIP 数据核字（2023）第 043323 号

| 人卫智网 | www.ipmph.com | 医学教育、学术、考试、健康，购书智慧智能综合服务平台 |
| 人卫官网 | www.pmph.com | 人卫官方资讯发布平台 |

中医临床必读丛书重刊
灵枢经
Zhongyi Linchuang Bidu Congshu Chongkan
Lingshu Jing

整　　理：田代华　刘更生
出版发行：人民卫生出版社（中继线 010-59780011）
地　　址：北京市朝阳区潘家园南里 19 号
邮　　编：100021
E - mail：pmph @ pmph.com
购书热线：010-59787592　010-59787584　010-65264830
印　　刷：三河市博文印刷有限公司
经　　销：新华书店
开　　本：889 × 1194　1/32　　印张：8.5
字　　数：132 千字
版　　次：2023 年 3 月第 1 版
印　　次：2023 年 5 月第 1 次印刷
标准书号：ISBN 978-7-117-34601-6
定　　价：29.00 元
打击盗版举报电话：010-59787491　E-mail：WQ @ pmph.com
质量问题联系电话：010-59787234　E-mail：zhiliang @ pmph.com
数字融合服务电话：4001118166　　E-mail：zengzhi @ pmph.com

重刊说明

中医药学是中华民族的伟大创造，是中国古代科学的瑰宝，也是打开中华文明宝库的钥匙，为中华民族繁衍生息做出了巨大贡献，对世界文明进步产生了积极影响。中华五千年灿烂文化，"伏羲制九针""神农尝百草"，中医经典著作作为中医学的重要组成部分，是中医药文化之源、理论之基、临床之本。为了把这些宝贵的财富继承好、发展好、利用好，人民卫生出版社于2005年推出了《中医临床必读丛书》（简称《丛书》）（105种），随后于2017年推出了《中医临床必读丛书》（典藏版）（30种），丛书出版后深受读者欢迎，累计印制近900万册，成为了中医药从业人员和爱好者的必读经典。

毋庸置疑，中医古籍不仅是中医理论的基础，更是中医临床坚强的基石，提高临床疗效的捷径。每一位中医从业者，无不是从中医经典学起的。"读经典、悟原理、做临床、跟名师、成大家"是中医成才的必要路径。为了贯彻落实党的二十大报告指出的促进中医药传承创新发展和《关于推进新时代古籍工作的意见》

要求,传承中医典籍精华,同时针对后疫情时代中医药在护佑人民健康方面的重要性以及大众对于中医经典的重视,我们因时因势调整和完善中医古籍出版工作,因此,在传承《丛书》原貌的基础上,对105种图书进行了改版,推出《中医临床必读丛书重刊》(简称《重刊》)。为了便于读者阅读,本版尽量保留原版风格,并采用双色印刷,将"养生类著作"单列,对每部图书的导读和相关文字进行了更新和勘误;同时邀请张伯礼院士和王琦院士为《重刊》作序,具体特点如下:

1. **精选底本,校勘严谨** 每种古籍均由各科专家遴选精善底本,加以严谨校勘,为读者提供精准的原文。在内容上,考虑中医临床人员的学习需要,一改过去加校记、注释、语译等方式,原则上只收原文,不作校记和注释,类似古籍的白文本。对于原文中俗体字、异体字、避讳字、古今字予以径改,不作校注,旨在使读者在研习之中渐得旨趣,体悟真谛。

2. **导读要览,入门捷径** 为了便于读者学习和理解,每本书前撰写了导读,介绍作者生平、成书背景、学术特点,重点介绍该书的主要内容、学习方法和临证思维方法,以及对临床的指导意义,对书的内容提要钩玄,方便读者抓住重点,提升学习和临证效果。

3. **名家整理,打造精品** 《丛书》整理者如余瀛鳌、钱超尘、郑金生、田代华、郭君双、苏礼等大部分专家都参加了我社 20 世纪 80 年代中医古籍整理工作，他们拥有珍贵而翔实的版本资料，具备较高的中医古籍文献整理水平与丰富的临床经验，是我国现当代中医古籍文献整理的杰出代表，加之《丛书》在读者心目中的品牌形象和认可度，相信《重刊》一定能够历久弥新，长盛不衰，为新时代我国中医药事业的传承创新发展做出更大的贡献。

主要分类和具体书目如下：

① 经典著作

《黄帝内经素问》　　《金匮要略》

《灵枢经》　　　　　《温病条辨》

《伤寒论》　　　　　《温热经纬》

② 诊断类著作

《脉经》　　　　　　《濒湖脉学》

《诊家枢要》

③ 通用著作

《中藏经》　　　　　《三因极一病证方论》

《伤寒总病论》　　　《素问病机气宜保命集》

《素问玄机原病式》　《内外伤辨惑论》

《儒门事亲》　　　　　《石室秘录》

《脾胃论》　　　　　　《医学源流论》

《兰室秘藏》　　　　　《血证论》

《格致余论》　　　　　《名医类案》

《丹溪心法》　　　　　《兰台轨范》

《景岳全书》　　　　　《杂病源流犀烛》

《医贯》　　　　　　　《古今医案按》

《理虚元鉴》　　　　　《笔花医镜》

《明医杂著》　　　　　《类证治裁》

《万病回春》　　　　　《医林改错》

《慎柔五书》　　　　　《医学衷中参西录》

《内经知要》　　　　　《丁甘仁医案》

《医宗金鉴》

◆4 各科著作

(1) 内科

《金匮钩玄》　　　　　《张氏医通》

《秘传证治要诀及类方》《张聿青医案》

《医宗必读》　　　　　《临证指南医案》

《医学心悟》　　　　　《症因脉治》

《证治汇补》　　　　　《医学入门》

《医门法律》　　　　　《先醒斋医学广笔记》

《温疫论》　　　　《串雅内外编》

《温热论》　　　　《医醇賸义》

《湿热论》　　　　《时病论》

(2)外科

《外科精义》　　　《外科证治全生集》

《外科发挥》　　　《疡科心得集》

《外科正宗》

(3)妇科

《经效产宝》　　　《傅青主女科》

《女科辑要》　　　《竹林寺女科秘传》

《妇人大全良方》　《济阴纲目》

《女科经纶》

(4)儿科

《小儿药证直诀》　《幼科发挥》

《活幼心书》　　　《幼幼集成》

(5)眼科

《秘传眼科龙木论》《眼科金镜》

《审视瑶函》　　　《目经大成》

《银海精微》

(6)耳鼻喉科

《重楼玉钥》　　　《喉科秘诀》

《口齿类要》

(7)针灸科

《针灸甲乙经》　　　　　《针灸大成》

《针灸资生经》　　　　　《针灸聚英》

《针经摘英集》

(8)骨伤科

《永类钤方》　　　　　　《世医得效方》

《仙授理伤续断秘方》　　《伤科汇纂》

《正体类要》　　　　　　《厘正按摩要术》

⑤ 养生类著作

《寿亲养老新书》　　　　《老老恒言》

《遵生八笺》

⑥ 方药类著作

《太平惠民和剂局方》　　《得配本草》

《医方考》　　　　　　　《成方切用》

《本草原始》　　　　　　《时方妙用》

《医方集解》　　　　　　《验方新编》

《本草备要》

人民卫生出版社

2023 年 2 月

序 一

　　党的二十大报告提出,把马克思主义与中华优秀传统文化相结合。中医药学是中国古代科学的瑰宝,也是打开中华文明宝库的钥匙。当前,中医药发展迎来了天时、地利、人和的大好时机。特别是近十年来,党中央、国务院密集出台了一系列方针政策,大力推动中医药传承创新发展,其重视程度之高、涉及领域之广、支持力度之大,都是前所未有的。"识势者智,驭势者赢",中医药人要乘势而为,紧紧把握住历史的机遇,承担起时代的责任,增强文化自信,勇攀医学高峰,推动中医药传承创新发展。而其中人才培养是当务之急,不可等闲视之。

　　作为中医药人才成长的必要路径,中医经典著作的重要性毋庸置疑。历代名医先贤,无不熟谙经典,并通过临床实践续先贤之学,创立弘扬新说;发皇古义,融会新知,提高临床诊治水平,推动中医药学术学科进步,造福于黎庶。孙思邈指出:"凡欲为大医,必须谙《素问》《甲乙》《黄帝针经》……"李东垣发《黄帝内经》胃气学说之端绪,提出"内伤脾胃,百病由生"的观点,一部《脾胃论》成为内外伤病证辨证之圭臬。经典者,路志正国医大师认为:原为"举一纲而万目张,解一卷而众篇明"之作,经典之所以奉为经典,一是经过长时间的临床实践检验,具有明确的临床指导作用和理论价值;二是后代医家在学术流变中,不断诠释、完善并丰富了其内涵与外延,使其与时俱进,丰富和发展了理论。

如何研习经典,南宋大儒朱熹有经验可以借鉴:为学之道,莫先于穷理;穷理之要,必在于读书;读书之法,莫贵于循序而致精;而致精之本,则又在于居敬而持志。读朱子治学之典,他的《观书有感》诗歌可为证:"半亩方塘一鉴开,天光云影共徘徊。问渠那得清如许? 为有源头活水来。"可诠释读书三态:一是研读经典关键是要穷究其理,理在书中,文字易懂但究理需结合临床实践去理解、去觉悟;更要在实践中去应用,逐步达到融汇贯通,圆机活法,亦源头活水之谓也。二是研读经典当持之以恒,循序渐进,读到豁然以明的时候,才能体会到脑洞明澄,如清澈见底的一塘活水,辨病识证,仿佛天光云影,尽映眼前的境界。三是研读经典者还需有扶疾治病、济世救人之大医精诚的精神;更重要的是,读经典还需怀着敬畏之心去研读赏析,信之用之日久方可发扬之;有糟粕可弃用,但须慎之。

在这次新型冠状病毒感染疫情的防治中,疫病相关的中医经典发挥了重要作用,2020年疫情初期我们通过流调和分析,明确了新型冠状病毒感染是以湿毒内蕴为核心病机、兼夹发病为临床特点的认识,有力指导了对疫情的防治。中医药早期介入,全程参与,有效控制转重率,对重症患者采取中西医结合救治,降低了病死率,提高了治愈率。所筛选出的"三药三方"也是出自古代经典。在中医药整建制接管的江夏方舱医院中,更是交出了564名患者零转重、零复阳,医护零感染的出色答卷。中西医结合、中西药并用成为中国抗疫方案的亮点,是中医药守正创新的一次生动实践,也为世界抗疫贡献了东方智慧,受到世界卫生组织(WHO)专家组的高度评价。

经典中蕴藏着丰富的原创思路,给人以启迪。青蒿素的发明即是深入研习古典医籍受到启迪并取得成果的例证。进入新时代,国家药品监督管理部门所制定的按古代经典名方目录管理的中药复方制剂,基于人用经验的中药复方制剂新药研发等相关政策和指导原则,也助推许多中医药科研人员开始从古典医籍中寻找灵感与思路,研发新方新药。不仅如此,还有学者从古籍中梳理中医流派的传承与教育脉络,以传统的人才培养方法与模式为现代中医药教育提供新的借鉴……可见中医药古籍中的内容对当代中医药科研、临床与教育均具有指导作用，应该受到重视与研习。

我们欣慰地看到，人民卫生出版社在20世纪50年代便开始了中医古籍整理出版工作，先后经过了影印、白文版、古籍校点等阶段，经过近70年的积淀，为中医药教材、专著建设做了大量基础性工作；并通过古籍整理，培养了一大批中医古籍整理名家和专业人才，形成了"品牌权威、名家云集""版本精良、校勘精准""读者认可、历久弥新"等鲜明特点，赢得了广大读者和行业内人士的普遍认可和高度评价。2005年，为落实国家中医药管理局设立的培育名医的研修项目，精选了105种中医经典古籍分为三批刊行，出版以来，重印近千万册，广受读者欢迎和喜爱。"读经典、做临床、育悟性、成明医"在中医药行业内蔚然成风，可以说这套丛书为中医临床人才培养发挥了重要作用。此次人民卫生出版社在《中医临床必读丛书》的基础上进行重刊，是践行中共中央办公厅、国务院办公厅《关于推进新时代古籍工作的意见》和全国中医药人才工作会议精神，以实际行动加强中医古籍出版工作，注重古籍资源转化利用，促进中医药传承创新发展的重要举措。

经典之书,常读常新,以文载道,以文化人。中医经典与中华文化血脉相通,是中医的根基和灵魂。"欲穷千里目,更上一层楼",经典就是学术进步的阶梯。希望广大中医药工作者乃至青年学生,都要增强文化自觉和文化自信,传承经典,用好经典,发扬经典。

有感于斯,是为序。

中国工程院院士　国医大师

天津中医药大学　名誉校长　张伯礼

中国中医科学院　名誉院长

2023年3月于天津静海团泊湖畔

序　二

中医药典籍浩如烟海,自先秦两汉以来的四大经典《黄帝内经》《难经》《神农本草经》《伤寒杂病论》,到隋唐时期的著名医著《诸病源候论》《备急千金要方》,宋代的《经史证类备急本草》《圣济总录》,金元时期四大医家刘完素、张从正、李东垣和朱丹溪的著作《素问玄机原病式》《儒门事亲》《脾胃论》《丹溪心法》等,到明清之际的《本草纲目》《医门法律》等,中医古籍是我国中医药知识赖以保存、记录、交流和传播的根基和载体,是中华民族认识疾病、诊疗疾病的经验总结,是中医药宝库的精华。

中华人民共和国成立以来,在中医药、中西医结合临床和理论研究中所取得的成果,与中医古籍研究有着密不可分的关系。例如中西医结合治疗急腹症,是从《金匮要略》大黄牡丹汤治疗肠痈等文献中得到启示;小夹板固定治疗骨折的思路,也是根据《仙授理伤续断秘方》等医籍治疗骨折强调动静结合的论述所取得的;活血化瘀方药治疗冠心病、脑血管意外和闭塞性脉管炎等疾病的疗效,是借鉴《医林改错》

等古代有关文献而加以提高的;尤其是举世瞩目的抗疟新药青蒿素,是基于《肘后备急方》治疟单方研制而成的。

党的二十大报告提出,深入实施科教兴国战略、人才强国战略。人才是全面建设社会主义现代化国家的重要支撑。培养人才,教育要先行,具体到中医药人才的培养方面,在院校教育和师承教育取得成就的基础上,我还提出了书院教育的模式,得到了国家中医药管理局和各界学者的高度认可。王琦书院拥有 115 位两院院士、国医大师的强大师资阵容,学员有岐黄学者、全国名中医和来自海外的中医药优秀人才代表。希望能够在中医药人才培养模式和路径方面进行探索、创新。

那么,对于个人来讲,我们怎样才能利用好这些古籍,来提升自己的临床水平? 我以为应始于约,近于博,博而通,归于约。中医古籍博大精深,绝非只学个别经典即能窥其门径,须长期钻研体悟和实践,精于勤思明辨、临床辨证,善于总结经验教训,才能求得食而化,博而通,通则返约,始能提高疗效。今由人民卫生出版社对《中医临床必读丛书》(105 种)进行重刊,我认为是件非常有意义的事,《重刊》校勘严谨,每本书都配有导读要览,同时均为名家整理,堪称精品,是在继承的基础上进行的创新,这无疑对提高临床疗效、推动中医药事业的继承与发展具有积极的促进作用,因此,我们也会将《重刊》列为书院教学尤其是临床型专家成长的必读书目。

韶光易逝,岁月如流,但是中医人探索求知的欲望是亘古不变的。我相信,《重刊》必将对新时代中医药人才培养和中医学术发展起到很好的推动作用。为此欣慰之至,乐为之序。

中国工程院院士　国医大师　王琦

2023 年 3 月于北京

原　序

中医药学是具有中国特色的生命科学,是科学与人文融合得比较好的学科,在人才培养方面,只要遵循中医药学自身发展的规律,把中医理论知识的深厚积淀与临床经验的活用有机地结合起来,就能培养出优秀的中医临床人才。

百余年西学东渐,再加上当今市场经济价值取向的影响,使得一些中医师诊治疾病常以西药打头阵,中药作陪衬,不论病情是否需要,一概是中药加西药。更有甚者不切脉、不辨证,凡遇炎症均以解毒消炎处理,如此失去了中医理论对诊疗实践的指导,则不可能培养出合格的中医临床人才。对此,中医学界许多有识之士颇感忧虑而痛心疾首。中医中药人才的培养,从国家社会的需求出发,应该在多种模式、多个层面展开。当务之急是创造良好的育人环境。要倡导求真求异、学术民主的学风。国家中医药管理局设立了培育名医的研修项目,第一是参师襄诊,拜名师并制订好读书计划,因人因材施教,务求实效。论其共性,则需重视"悟性"的提高,医理与易理相通,重视易经相关理论的学习；还有文献学、逻辑学、生命科学原理与生物信息学等知识的学习运用。"悟性"主要体现在联系临床，提高思辨能力，破解疑难病例，获取疗效。再者是熟读一本临证案头书，研修项目精选的书目可以任选，作为读经典医籍研修晋级保底的基本功。第二是诊疗环境，我建议城市与乡村、医院与诊所、病房与门诊可以兼顾，总以多临证、多研讨为主。若参师三五位以上，年诊千例以上，必有上乘学问。第三是求真务实，"读经典做临床"关键在"做"字上苦下功夫，敢于置疑而后验证、诠释，进而创新，诠证创新自然寓于继承之中。

中医治学当溯本求源，古为今用，继承是基础，创新是归宿，认真继承中医经典理论与临床诊疗经验，做到中医不能丢，进而才是中医现代化的实施。厚积薄发、厚今薄古为治学常理。所谓勤求古训、融会新知，即是运用科学的临床思维方法，将理论与实践紧密联系，以显著的疗效，诠释、求证前贤的理论，于继承之中求创新发展，从理论层面阐发古人前贤之未备，以推进中医学科的进步。

综观古往今来贤哲名医，均是熟谙经典、勤于临证、发皇古义、创立新说者。通常所言的"学术思想"应是高层次的成就，是锲而不舍长期坚持"读经典做临床"，并且，在取得若干鲜活的诊疗经验基础上，应是学术闪光点凝聚提炼出的精华。笔者以弘扬中医学学科的学术思想为己任，绝不敢言自己有什么学术思想，因为学术思想一定要具备创新思维与创新成果，当然是在以继承为基础上的创新；学术思想必有理论内涵指导临床实践，能提高防治水平；再者，学术思想不应是一病一证一法一方的诊治经验与心得体会。如金元大家刘完素著有《素问病机气宜保命集》，自述"法之与术，悉出《内经》之玄机"，于刻苦钻研运气学说之后，倡"六气皆从火化"，阐发火热症证脉治，创立脏腑六气病机、玄府气液理论。其学术思想至今仍能指导温热、瘟疫的防治。严重急性呼吸综合征(SARS)流行时，运用玄府气液理论分析证候病机，确立治则治法，遣药组方获取疗效，应对突发公共卫生事件，造福群众。毋庸置疑，刘完素是"读经典做临床"的楷模，而学习历史，凡成中医大家名师者基本如此，即使当今名医具有卓越学术思想者，亦无例外。因为经典医籍所提供的科学原理至今仍是维护健康、防治疾病的准则，至今仍葆其青春，因此"读经典做临床"具有重要的现实意义。

值得指出，培养临床中坚骨干人才，造就学科领军人物是当务之急。在需要强化"读经典做临床"的同时,以唯物主义史观学习易理易道易图,与文、史、哲、逻辑学交叉渗透融合,提高"悟性",指导诊疗工作。面对新世纪,东学西渐是另一股潮流,国外学者研究老聃、孔丘、朱熹、沈括之学,以应对技术高速发展与理论相对滞后的矛盾日趋突出的现状。譬如老聃是中国宇宙论的开拓者,惠施则注重宇宙中一般事物的观察。他解释宇宙为总包一切之"大一"与极微无内之"小一"构成,大而无外小而无内,大一寓有小一,小一中又涵有大一,两者相兼容而为用。如此见解不仅对中医学术研究具有指导作用,对宏观生物学与分子生物学的连接,纳入到系统复杂科学的领域至关重要。近日有学者撰文讨论自我感受的主观症状对医学的贡献和医师参照的意义;有学者从分子水平寻求直接调节整体功能的物质,而突破靶细胞的发病机制;有医生运用助阳化气、通利小便的方药同时改善胃肠症状,治疗幽门螺杆菌引起的胃炎;还有医生使用中成药治疗老年良性前列腺增生,运用非线性方法,优化观察指标,不把增生前列腺的直径作为唯一的"金"指标,用综合量表评价疗效而获得认许,这就是中医的思维,要坚定地走中国人自己的路。

人民卫生出版社为了落实国家中医药管理局设立的培育名医的研修项目,先从研修项目中精选20

种古典医籍予以出版,余下50余种陆续刊行,为我们学习提供了便利条件,只要我们"博学之,审问之,慎思之,明辨之,笃行之",就会学有所得、学有所长、学有所进、学有所成。治经典之学要落脚临床,实实在在去"做",切忌坐而论道,应端正学风,尊重参师,教学相长,使自己成为中医界骨干人才。名医不是自封的,需要同行认可,而社会认可更为重要。让我们互相勉励,为中国中医名医战略实施取得实效多做有益的工作。

王永炎

2005年7月5日

导　读

　　《灵枢经》为我国现存最早的医学典籍之一,它与《素问》共同构成中医经典医学理论著作《黄帝内经》。该书创立的中医学理论体系和针法原理,成为中医理论和针灸学发展的核心,始终指导着中医临床实践,直到今天仍具有重要的研究和实用价值,故为学习中医的必读之书。

一、《灵枢经》的作者与成书背景

　　《灵枢经》和《素问》一样,并非出自一时一人之手。该书作为《黄帝内经》的一部分,其成书时代当依凭《黄帝内经》见诸记载的史籍。《黄帝内经》见载于西汉刘向、李柱国先后编成的《七略》中,属于"医经"类7家中的第一家。其18卷中就有《灵枢经》9卷。因此其成书时代当在秦汉及其以前的战国时期。

　　汉魏以来,《黄帝内经》一书在流传过程中分为《素问》9卷和《灵枢》9卷。张仲景《伤寒杂病论》

自序中称该书为《九卷》,此后又有《针经》《九灵经》《九墟》等不同书名。该书在北宋以前很长一段时间亡佚不传。至北宋元祐年间才由高丽回归《黄帝针经》9卷,此即今流传的《灵枢经》祖本。南宋史崧所献为"《灵枢经》二十四卷"。元代胡氏古林书堂据史崧本重刻时又合并为12卷,而胡氏刻本为现存最早的《灵枢经》传本。

今本《灵枢经》12卷(81篇),其内容与《素问》互有详略。《灵枢经》重点是讨论针法、经络,但在各种疾病的辨识与治疗、诊法、体质、人体解剖骨度等方面的内容也非常丰富。其12卷中,每卷的篇数多少不等,所论主题或同或异,各篇内容也或详或略。涉及针刺、经络方面的内容有九针形制用法、十二原穴、五输穴、十二经脉、十五络脉、十二经别、十二经筋、各种刺法及补泻操作法、针刺禁忌、五节刺、卫气循行规律及与针刺的关系等。涉及体质的内容有人体刚柔的体质类型与寿夭关系,阴阳二十五种体质类型,阴阳太少五种不同体质类型的性格、体态、阴阳多少和针刺原则等。其他关于人体生理解剖方面的内容有体表测量(骨度、脉度),肠胃解剖特征,经气始生、终结的部位及经脉开、阖、枢的作用,营卫生成,四季疾病及刺法,精气津液血脉,脏腑虚实五变,五行五味与五脏关系等。诊断知识则有问诊与望诊、脉诊(寸口、人迎),以及关于梦与病邪的预测等内容。

总之,该书中医基本理论内容富有特色,尤其是对经络腧穴、针刺方法和人体体质类型等论述更为翔实,是中医针灸、经络理论、诊断、体质学说等的渊薮。晋代王叔和编《脉经》多取材于本书,皇甫谧撰《针灸甲乙经》则选用了本书的几乎全部原文。古今许多中医理论、针灸、诊断著作亦多从中汲取营养。

二、《灵枢经》的学术特点及其对临床的指导意义

《灵枢经》和《素问》一样,都对中医理论体系的创立卓有建树。该书的许多理论(如针刺、体质等)特点鲜明,对后世医学发展贡献巨人。

1. 针灸经络论

《灵枢经》是全面系统论述经络学说的最早文献。该书在《经脉》《经别》《经水》《经筋》《本输》《根结》等篇中不仅强调了经络的重要性,而且详细介绍了十二经脉、十二经别、十五别络、十二经筋、奇经八脉的循行、特定腧穴、所生病证和治疗原则。指出经络"内连于脏腑,外络于肢节",将人体连结成一个有机的整体;既能运行气血,濡养脏腑组织,又能调

节人体的功能活动,维持其相对的平衡协调。

在针法方面,《灵枢经》介绍了九针形制和适应证,强调了守神、候气的重要性,提出了数十种针刺方法,还详细介绍了针刺原则、补泻手法、针刺与四时的关系、针刺禁忌,以及脏腑、气血、经脉、肢体各种疾病的针刺方法等内容,为后世针灸学的发展奠定了坚实的基础。现代针灸临床上大多只用毫针,其他针具已很少应用。加强对《灵枢经》所载九针的发掘研究,可扩大针灸的治疗范围。该书关于具体疾病的针刺方法十分丰富,涵盖临床各科疾病,包括各种痹病、厥证、痿证、癫狂、心痛、胸痹、失眠、中风、偏枯、癃闭等数十种,可为针灸临床治疗提供有益的指导。

《灵枢经》中的刺法达数十种之多,更值得发掘研究。例如针刺补泻手法,《灵枢·终始》提出以针刺深浅行补泻:"脉实者,深刺之,以泄其气;脉虚者,浅刺之,使精气无得出,以养其脉,独出其邪气。"《灵枢·官能》则提出了"方""员"补泻手法,指出用针泻实,必须圆活流利,快速进针,迎着经气运行的方向直达病所,且不断捻转针头,使经气通畅,然后缓慢出针,摇大针孔,使邪气快速外散。若用针补虚,必须端庄安静,先按抚腧穴周围的皮肤,轻微捻转针头,端正针身缓缓进针,且安心等待气至,然后迅速出针,掩闭针孔,揉按皮肤,以使正气内存。上述针刺手法与《素问·八正神明论》《素问·离合真邪论》等篇相互补充,成为后世针刺补泻手法的基础,也是取得临床疗效的主要手段。

关于针刺禁忌,《灵枢经》论述尤详。如《灵枢·逆顺》指出:"无刺熇熇之热,无刺漉漉之汗,无刺浑浑之脉,无刺病与脉相逆者。"《灵枢·终始》云:"凡刺之禁,新内勿刺,新刺勿内;已醉勿刺,已刺勿醉;新怒勿刺,已刺勿怒;新劳勿刺,已刺勿劳;已饱勿刺,已刺勿饱;已饥勿刺,已刺勿饥;已渴勿刺,已刺勿渴;大惊大恐,必定其气乃刺之。乘车来者,卧而休之,如食顷乃刺之。步行来者,坐而休之,如行十里顷乃刺之。"以上论述亦应引起当代医家的重视,以免对患者造成伤害。

2. 人体体质论

体质是指人体在先天禀赋的基础上,在后天环境的影响下,在生长发育的过程中,逐渐形成的物质、结构、形态、功能、性格等方面的个体特征。《灵枢经》对体质的论述极为丰富,涉及体质的形成、各种体质的类型、体质与疾病的关系,以及不同体质的针刺方法等。该书根据人体阴阳气血津液的多少和比例不同,以及刚柔强弱、黑白肥瘦、年龄少长、勇怯耐痛、体态性格等的差异,区分为多种体质类型,认为不同的体质对病邪有不同的易感性,从而形成不同的病证,因而在治疗上也要因人而异。此外,《灵枢经》还根据人的"白黑、肥瘦、少长"来区分体质类型,并提出相应的针刺法。又根据人的"肥瘦"将体质分为"脂""膏""肉"三型,据五行学说列举著名的二十五种体质类型特征。这些记载成为当今体质学说的重要内容。

以上论述充分说明,《灵枢经》对体质的研究不仅是中医学中最早的记载,也是内容最丰富的文献资料,尽管分类尚不统一,亦有主观推演的成分,但仍不失为宝贵的医学遗产。近20年来中医界对此进行发掘,通过文献整理、社会调研、临床观察和动物实验等进行研究,取得了显著的成果。因此,禀承《灵枢经》的宗旨,进一步开展对体质的研究,不仅可以实现中医证候的规范化,而且必将提高临床的治疗效果。

《灵枢经》除提出上述重要理论外,对脏象经络、气血营卫、病因病机、诊法治则等,也有很多精辟的论述,均对中医临床治疗具有重要的指导作用。此处由于篇幅所限不再赘述,读者可通过学习研讨细心体会。

三、如何学习运用《灵枢经》

1. 善于借助工具书和参考书

由于《灵枢经》的文字经过了篆、隶、行、楷的演变,载体经过了简、帛、纸抄、印刷的变更,错简讹误在所难免。再加上文辞古奥,现代一般读者阅读起来不免会遇到诸多困难。为此,必须借助相关工具书和参考书,掌握某些校勘和注释方面的知识,才能做到全面理解、正确运用。

除运用《中医大辞典》《内经辞典》等工具书解决一般字词的理解问题之外,重点是借用《灵枢经》校释专书。古代医家对《灵枢经》进行了较多的注释与校勘。其中以明代张介宾《类经》参考价值最大,后人认为其注既参前人之精华,又抒个人之独见,可谓详悉精准。明代李中梓则摘取《灵枢》《素问》精要部分,撰为《内经知要》,分类简明,注解平允,对初学者十分方便。现代对《灵枢经》的校勘注释工作取得了超越前人的成就,其中刘衡如校勘的《灵枢经》,一直受到广大医家的欢迎,而河北医学院编撰的《灵枢经校释》,郭霭春主编的《黄帝内经灵枢校注语译》包含了历代注释研究的精华,对研读该书极有帮助。

2. 通读原文，全面理解，重点掌握

《灵枢经》各篇内容虽然独立成篇，但相互交叉，相同的内容常分散在不同的篇中，而不同的内容有的却合并在一篇之中，所以只有通读原文，才能做到全面理解书中的含义，正确认识中医理论的真谛。另外，由于受历史条件的限制，该书在阐述医学理论时，多采用取象比类、抽象推演的方法，虽然解决了诸多深奥的医学道理，但也有某些牵强附会、似是而非的结论，更何况该书非出自一时一人之手，有些论述相互矛盾。因此，在学习该书时必须采用历史唯物主义的观点，对书中的内容进行客观公正的评价，做到取其精华、重点掌握。对一时难以理解或论述不确之处，可暂时放置，待以后研究体会。

3. 结合临床实践，印证《黄帝内经》理论

理论来源于实践，又必须为实践服务。因此，要印证《黄帝内经》的理论是否正确，就必须结合临床治疗。一般而言，凡是能够指导临床治疗的理论都是正确的理论，也是中医的精华，应反复学习，全面掌握。如前面提到的"针灸经络论""人体体质论"，以及脏腑生理、气血营卫、病因病机、诊法治则等等，都被历代医家证明是能够指导临床治疗的理论，而且从多方面进行了补充发挥，使之更加完善。因此，今天

我们学习《黄帝内经》,同样应该结合临床实践印证其理论的科学内涵,以加深对中医理论的理解,并在此基础上有所创新、有所发明、有所发展,使中医理论更加系统全面,更符合当代中医临床的需求。

整理说明

《黄帝内经》由《灵枢》和《素问》两部分组成，为我国现存最早的医学典籍，大约成书于战国至西汉时期，它集中反映了我国古代的医学成就，创立了中医学的理论体系，奠定了中医学发展的基础，始终指导着中医学的临床实践，直到今天仍被视为学习中医必读之书。

《灵枢经》共 12 卷，分 81 篇，所论内容十分广泛。该书以整体观念为指导思想，以阴阳五行学说为理论依据，较为详尽地论述了人体生理、病理、诊断、治疗的有关问题，全面阐述了五脏六腑、精神气血、经络腧穴、针灸治法、体质类型等内容，特别是对经络腧穴和针刺方法的论述更为翔实，为后世针灸学的发展奠定了坚实的基础。

由于《灵枢经》成书较早，又经历代传抄翻刻，以致误脱衍倒，文失其真，故校勘研究者代不乏人。然因受到时代的限制和个人理解的偏颇，现仍存有诸多悬而未决的问题，以致给读者阅读理解本书带来一定困难。为此，本着严肃认真、有错必纠的原则，重新对该书进行了整理,选用 1963 年人民卫生出版社校勘铅印本为底本,参考了现存多种版本、注释本和相关著作加以校勘,共改正错误字句 400 余处。同时,对于书中的异体字、繁体字、俗写字,则以标准简化字律齐;对古今字,凡能明确其含义者,均以今字律齐,如藏与脏、府与腑、支与肢、写与泻、鬲与膈或隔等,刘腧、输、俞三字则按今义书写,以免造成歧义。本次对字词、文句未作注释,欲深入学习研究者,可参考相关注释著作。另外,本次整理还于书末增附了"重要词语索引",以方便读者检索使用。

本次整理的目的,在于借助前人的研究成果和当代学者的整理经验,对《灵枢经》进行重新校勘,以便为中医临床、教学、科研工作者学习研究本书提供规范的版本。由于水平所限,疏漏之处在所难免,敬请同行专家斧正。

序

昔黄帝作《内经》十八卷，《灵枢》九卷，《素问》九卷，乃其数焉，世所奉行唯《素问》耳。越人得其一二而述《难经》，皇甫谧次而为《甲乙》，诸家之说悉自此始。其间或有得失，未可为后世法。则谓如《南阳活人书》称：咳逆者，哕也。谨按《灵枢经》曰：新谷气入于胃，与故寒气相争，故曰哕。举而并之，则理可断矣。又如《难经》第六十五篇，是越人标指《灵枢·本输》之大略，世或以为流注。谨按《灵枢经》曰：所言节者，神气之所游行出入也，非皮肉筋骨也。又曰：神气者，正气也。神气之所流行出入者，流注也。井荥输经合者，本输也。举而并之，则知相去不啻天壤之异。但恨《灵枢》不传久矣，世莫能究。夫为医者，在读医书耳，读而不能为医者有矣，未有不读而能为医者也。不读医书，又非世业，杀人尤毒于梃刃。是故古人有言曰：为人子而不读医书，犹为不孝也。仆本庸昧，自髫迄壮，潜心斯道，颇涉其理。辄不自揣，参对诸书，再行校正家藏旧本《灵枢》九卷，共八十一篇，增修音释，附于卷末，勒为二十四卷。庶使

37

好生之人,开卷易明,了无差别。除已具状经所属申明外,准使府指挥依条申转运司选官详定,具书送秘书省国子监。今崧专访请名医,更乞参详,免误将来。利益无穷,功实有自。

　　　　　　时宋绍兴乙亥仲夏望日　　锦官史崧题

目录

卷之一

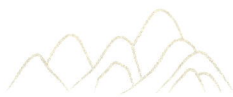

九针十二原第一

　　黄帝问于岐伯曰：余子万民，养百姓，而收其租税。余哀其不给，而属有疾病。余欲勿使被毒药，无用砭石，欲以微针通其经脉，调其血气，营其逆顺出入之会，令可传于后世。必明为之法，令终而不灭，久而不绝，易用难忘，为之经纪；异其篇章，别其表里，为之终始；令各有形，先立针经。愿闻其情。岐伯答曰：臣请推而次之，令有纲纪，始于一，终于九焉。请言其道。

　　小针之要，易陈而难入，粗守形，上守神，神乎神，客在门，未睹其疾，恶知其原？刺之微，在速迟，粗守关，上守机，机之动，不离其空，空中之机，清静而微，其来不可逢，其往不可追。知机之道者，不可挂以发，不知机道，叩之不发。知其往来，要与之期，粗之暗乎，妙哉工独有之。往者为逆，来者为顺，明知逆顺，正行无问。逆而夺之，恶得无虚，追而济之，恶得无实，迎之随之，以意和之，针道毕矣。

　　凡用针者，虚则实之，满则泄之，宛陈则除之，邪胜则虚之。《大要》曰：徐而疾则实，疾而徐则虚。言实与虚，若有若无；察后与先，若存若亡；为虚与实，若得若失。虚实之要，九针最妙，补泻之时，以针为之。泻曰必持内之，放而出之，排阳得针，邪气得泄。按而引针，是谓内温，血不得散，气不得出也。补曰随之，随之意若妄之，若行若按，如蚊虻止，如留如还，去如弦绝，令左属右，其气故止，外门已闭，中气乃实，必无留血，急取诛之。持针之道，坚者为宝，正指直刺，无针左右，神在秋毫，属意病者，审视血脉，刺之无殆。方刺之时，必在悬阳，及与两衡，神属勿去，知病存亡。血脉者，在腧横居，视之独澄，切之独坚。

九针之名，各不同形：一曰镵针，长一寸六分；二曰员针，长一寸六分；三曰锟针，长三寸半；四曰锋针，长一寸六分；五曰铍针，长四寸，广二分半；六曰员利针，长一寸六分；七曰毫针，长三寸六分；八曰长针，长七寸；九曰大针，长四寸。镵针者，头大末锐，去泻阳气；员针者，针如卵形，揩摩分间，不得伤肌肉，以泻分气；锟针者，锋如黍粟之锐，主按脉勿陷，以致其气；锋针者，刃三隅，以发痼疾；铍针者，末如剑锋，以取大脓；员利针者，尖如氂，且员且锐，中身微大，以取暴气；毫针者，尖如蚊虻喙，静以徐往，微以久留之而养，以取痛痹；长针者，锋利身薄，可以取远痹；大针者，尖如梃，其锋微员，以泻机关之水也。九针毕矣。

夫气之在脉也，邪气在上，浊气在中，清气在下。故针陷脉则邪气出，针中脉则浊气出，针太深则邪气反沉，病益甚。故曰：皮肉筋脉，各有所处，病各有所宜，各不同形，各以任其所宜。无实实，无虚虚，损不足而益有余，是谓甚病，病益甚。取五脉者死，取三脉者恇；夺阴者死，夺阳者狂。针害毕矣。刺之而气不至，无问其数；刺之而气至，乃去之，勿复针。针各有所宜，各不同形，各任其所为。刺之要，气至而有效，效之信，若风之吹云，明乎若见苍天，刺之道毕矣。

黄帝曰：愿闻五脏六腑所出之处。岐伯曰：五脏五腧，五五二十五腧；六腑六腧，六六三十六腧。经脉十二，络脉十五，凡二十七气以上下。所出为井，所溜为荥，所注为俞，所行为经，所入为合，二十七气所行，皆在五腧也。节之交，二百六十五会，知其要者，一言而终，不知其要，流散无穷。所言节者，神气之所游行出入也，非皮肉筋骨也。

睹其色，察其目，知其散复。一其形，听其动静，知其邪正。右主推之，左持而御之，气至而去之。凡将用针，必先诊脉，视气之剧易，乃可以治也。五脏之气已绝于内，而用针者反实其外，是谓重竭，重竭必死，其死也静，治之者，辄反其气，取腋与膺；五脏之气已绝于外，而用针者反实其内，是谓逆厥，逆厥则必死,其死也躁,治之者,反取四末。刺之害,中而不去则精泄,不中而去则致气。精泄则病甚而恇,致气则生为痈疡。

五脏有六腑,六腑有十二原,十二原出于四关,四关主治五脏,五脏有疾当取之十二原。十二原者,五脏之所以禀三百六十五节气味也。五脏有疾也,应出十二原,而原各有所出,明知其原,睹其应,而知五脏之害矣。阳中之少阴,肺也,其原出于太渊,太渊二。阳中之太阳,心也,其原出于大陵,大陵二。阴中之少阳,肝也,其原出于太冲,太冲二。阴中之至阴,脾也,其原出于太白,太白二。阴中之太阴,肾也,其原出于太溪,太溪二。膏之原出于鸠尾,鸠尾一。肓之原出于脖胦,脖胦一。凡此十二原者,主治五脏六腑之有疾者也。胀取三阳,飧泄取三阴。

今夫五脏之有疾也,譬犹刺也,犹污也,犹结也,犹闭也。刺虽久犹可拔也,污虽久犹可雪也,结虽久犹可解也,闭虽久犹可决也。或言久疾之不可取者,非其说也。夫善用针者取其疾也,犹拔刺也,犹雪污也,犹解结也,犹决闭也。疾虽久,犹可毕也。言不可治者,未得其术也。

刺诸热者,如以手探汤;刺寒清者,如人不欲行。阴有阳疾者,取之下陵三里,正往无殆,气下乃止,不下复始也。疾高而内者,取之阴之陵泉;疾高而外者,取之阳之陵泉也。

本输第二

黄帝问于岐伯曰:凡刺之道,必通十二经脉之所终始,络脉之所别处,五输之所留止,六腑之所与合,四时之所出入,五脏之所溜处,阔数之度,浅深之状,高下所至,愿闻其解。岐伯曰:请言其次也。

肺出于少商,少商者,手大指端内侧也,为井木;溜于鱼际,鱼际者,手鱼也,为荥;注于太渊,太渊,鱼后一寸陷者中也,为俞;行于经渠,经渠,寸口中也,动而不居,为经;入于尺泽,尺泽,肘中之动脉也,为合。手太阴经也。

心出于中冲,中冲,手中指之端也,为井木;溜于劳宫,劳宫,掌中中指本节之内间也,为荥;注于大陵,大陵,掌后两骨之间方下者也,为俞;行于间使,间使之道,两筋之间,三寸之中也,有过则至,无过则止,为经;入于曲泽,曲泽,肘内廉下陷者之中也,屈而得之,为合。手少阴经也。

肝出于大敦,大敦者,足大指之端及三毛之中也,为井木;溜于行间,行间,足大指间也,为荥;注于太冲,太冲,行间上二寸,陷者之中也,为俞;行于中封,中封,内踝之前一寸半,陷者之中,使逆则宛,使和则通,摇足而得之,为经;入于曲泉,曲泉,辅骨之下,大筋之上也,屈膝而得之,为合。足厥阴经也。

脾出于隐白,隐白者,足大指之端内侧也,为井木;溜于大都,大都,本节之后,下陷者之中也,为荥;注于太白,太白,核骨之下也,为俞;行于商丘,商丘,内踝之下,陷者之中也,为经;入于阴之陵泉,阴之陵泉,辅骨之下,陷者之中也,伸而得之,为合。足太阴也。

肾出于涌泉,涌泉者,足心也,为井木;溜于然谷,然谷,然骨之下者也,为荥;注于太溪,太溪,内踝之后,跟骨之上,陷者中也,为俞;行于复溜,复溜,上内踝二寸,动而不休,为经;入于阴谷,阴谷,辅骨之后,大筋之下,小筋之上也,按之应手,屈膝而得之,为合。足少阴经也。

膀胱出于至阴,至阴者,足小指之端也,为井金;溜于通谷,通谷,本节之前外侧也,为荥;注于束骨,束骨,本节之后,陷者中也,为俞;过于京骨,京骨,足外侧大骨之下,为原;行于昆仑,昆仑,在外踝之后,跟骨之上,为经;入于委中,委中,腘中央,为合,委而取之。足太阳经也。

胆出于窍阴,窍阴者,足小指次指之端也,为井金;溜于侠溪,侠溪,足小指次指之间也,为荥;注于临泣,临泣,上行一寸半,陷者中也,为俞;过于丘墟,丘墟,外踝之前下,陷者中也,为原;行于阳辅,阳辅,外踝之上,辅骨之前,及绝骨之端也,为经;入于阳之陵泉,阳之陵泉,在膝外陷者中也,为合,伸而得之。足少阳经也。

胃出于厉兑,厉兑者,足大指内次指之端也,为井金;溜于内庭,内庭,次指外间也,为荥;注于陷谷,陷谷者,上中指内间,上行二寸,陷者中也,为俞;过于冲阳,冲阳,足跗上五寸,陷者中也,为原,摇足而得之;行于解溪,解溪,上冲阳一寸半,陷者中也,为经;入于下陵,下陵,膝下三寸,骱骨外三里也,为合;复下三里二寸,为巨虚上廉,复下上廉三寸,为巨虚下廉也,大肠属上,小肠属下,足阳明胃脉也。大肠、小肠皆属于胃,是足阳明经也。

三焦者,上合手少阳,出于关冲,关冲者,手小指次指之端也,为井金;溜于液门,液门,小指次指之间也,为荥;注于中渚,中渚,本节之后,陷者中也,为俞;过于阳池,阳池,在腕上,陷者之中也,为原;行于支沟,支沟,上腕三寸,两骨之间,陷者中也,为经;入于天井,天井,在肘外大骨之上,陷者中也,为合,屈肘乃得之；三焦下腧，在于足太阳之前，少阳之后，出于腘中外廉，名曰委阳，是太阳络也。手少阳经也。三焦者，足少阳太阴之所将，太阳之别也，上踝五寸，别入贯腨肠，出于委阳，并太阳之正，入络膀胱，约下焦，实则闭癃，虚则遗溺。遗溺则补之，闭癃则泻之。

　　小肠者，上合手太阳，出于少泽，少泽，小指之端也，为井金；溜于前谷，前谷，在手外廉本节前，陷者中也，为荥；注于后溪，后溪者，在手外侧本节之后也，为俞；过于腕骨，腕骨，在手外侧腕骨之前，为原；行于阳谷，阳谷，在锐骨之下，陷者中也，为经；入于小海，小海，在肘内大骨之外，去肘端半寸，陷者中也，伸臂而得之，为合。手太阳经也。

　　大肠上合手阳明，出于商阳，商阳，大指次指之端也，为井金；溜于本节之前二间，为荥；注于本节之后三间，为俞；过于合谷，合谷，在大指歧骨之间，为原；行于阳溪，阳溪，在两筋间，陷者中也，为经；入于曲池，曲池，在肘外辅骨陷者中，屈臂而得之，为合。手阳明经也。

　　是谓五脏六腑之腧，五五二十五腧，六六三十六腧也。六腑皆出足之三阳，上合于手者也。

　　缺盆之中，任脉也，名曰天突。一次任脉侧之动脉,足阳明也,名曰人迎;二次脉手阳明也,名曰扶突;三次脉手太阳也,名曰天窗;四次脉足少阳也,名曰天容;五次脉手少阳也,名曰天牖;六次脉足太阳也,名曰天柱;七次脉项中央之脉,督脉也,名曰风府。腋内动脉,手太阴也,名曰天府。腋下三寸,手心主也,名曰天池。

刺上关者,呿不能欠;刺下关者,欠不能呿;刺犊鼻者,屈不能伸;刺两关者,伸不能屈。

足阳明挟喉之动脉也,其腧在膺中。手阳明次在其腧外,不至曲颊一寸。手太阳当曲颊。足少阳在耳下曲颊之后。手少阳出耳后,上加完骨之上。足太阳挟项大筋之中发际。阴尺动脉在五里,五腧之禁也。

肺合大肠,大肠者,传道之腑;心合小肠,小肠者,受盛之腑;肝合胆,胆者,中精之腑;脾合胃,胃者,五谷之腑;肾合膀胱,膀胱者,津液之腑也。少阴属肾,肾上连肺,故将两脏。三焦者,中渎之腑也,水道出焉,属膀胱,是孤之腑也。是六腑之所与合者。

春取络脉诸荥大经分肉之间,甚者深取之,间者浅取之;夏取诸俞孙络肌肉皮肤之上;秋取诸合,余如春法。冬取诸井诸俞之分,欲深而留之。此四时之序,气之所处,病之所舍,针之所宜。转筋者立而取之,可令遂已。痿厥者张而刺之,可令立快也。

小针解第三

所谓易陈者,易言也。难入者,难著于人也。粗守形者,守刺法也。上守神者,守人之血气有余不足,可补泻也。神客者,正邪共会也。神者,正气也。客者,邪气也。在门者,邪循正气之所出入也。未睹其疾者,先知邪正何经之疾也。恶知其原者,先知何经之病,所取之处也。

刺之微在数迟者,徐疾之意也。粗守关者,守四肢而不知血气正邪之往来也。上守机者,知守气也。机之动不离其空者,知气之虚实,用针之徐疾也。空中之机清净以微者,针以得气,密意守气勿失也。其来不可逢者,气盛不可补也。其往不可追者,气虚不可泻也。不可挂以发者,言气易失也。扣之不发者,言不知补泻之意也,血气已尽而气不下也。知其往来者,知气之逆顺盛虚也。要与之期者,知气之可取之时也。

粗之暗者,冥冥不知气之微密也。妙哉工独有之者,尽知针意也。往者为逆者,言气之虚而少,少者逆也。来者为顺者,言形气之平,平者顺也。明知逆顺正行无问者,言知所取之处也。迎而夺之者,泻也。追而济之者,补也。

所谓虚则实之者,气口虚而当补之也。满则泄之者,气口盛而当泻之也。宛陈则除之者,去血脉也。邪胜则虚之者,言诸经有盛者,皆泻其邪也。徐而疾则实者,言徐内而疾出也。疾而徐则虚者,言疾内而徐出也。言实与虚若有若无者,言实者有气,虚者无气也。察后与先若亡若存者,言气之虚实补泻之先后也,察其气之已下与常存也。为虚与实,若得若失者,言补者佖然若有得也,泻则怳然若有失也。

夫气之在脉也,邪气在上者,言邪气之中人也高,故邪气在上也。浊气在中者,言水谷皆入于胃,其精气上注于肺,浊溜于肠胃,言寒温不适,饮食不节,而病生丁肠胃,故命曰浊气在中也。清气在下者,言清湿地气之中人也,必从足始,故曰清气在下也。

针陷脉则邪气出者,取之上。针中脉则浊气出者,取之阳明合也。针太深则邪气反沉者,言浅浮之病,不欲深刺也,深则邪气从之入,故曰反沉也。皮肉筋脉各有所处者,言经络各有所主也。取五脉者死,言病在中,气不足,但用针尽大泻其诸阴之脉也。取三脉者恇,言尽泻三阳之气,令病人恇然不复也。夺阴者死,言取尺之五里,五往者也。夺阳者狂,正言也。

睹其色，察其目，知其散复，一其形，听其动静者，言上工知相五色于目，有知调尺寸小大缓急滑涩，以言所病也。知其邪正者，知论虚邪与正邪之风也。右主推之、左持而御之者，言持针而出入也。气至而去之者，言补泻气调而去之也，调气在于终始。一者，持心也。节之交，三百六十五会者，络脉之渗灌诸节者也。

所谓五脏之气已绝于内者，脉口气内绝不至，反取其外之病处与阳经之合，有留针以致阳气，阳气至则内重竭，重竭则死矣，其死也无气以动，故静。所谓五脏之气已绝于外者，脉口气外绝不至，反取其四末之俞，有留针以致其阴气，阴气至则阳气反入，入则逆，逆则死矣，其死也阴气有余，故躁。所以察其目者，五脏使五色循明，循明则声章，声章者，则言声与平生异也。

邪气脏腑病形第四

黄帝问于岐伯曰：邪气之中人也奈何？岐伯答曰：邪气之中人高也。黄帝曰：高下有度乎？岐伯曰：身半已上者，邪中之也；身半已下者，湿中之也。

故曰：邪之中人也，无有恒常，中于阴则溜于腑，中于阳则溜于经。

黄帝曰：阴之与阳也，异名同类，上下相会，经络之相贯，如环无端。邪之中人，或中于阴，或中于阳，上下左右，无有恒常，其故何也？岐伯曰：诸阳之会，皆在于面。人之方乘虚时，及新用力，若饮食汗出腠理开，而中于邪。中于面则下阳明，中于项则下太阳，中于颊则下少阳，其中于膺背两胁亦中其经。

黄帝曰：其中于阴奈何？岐伯答曰：中于阴者，常从臂胻始。夫臂与胻，其阴皮薄，其肉淖泽，故俱受于风，独伤其阴。

黄帝曰：此故伤其脏乎？岐伯答曰：身之中于风也，不必动脏，故邪入于阴经，则其脏气实，邪气入而不能客，故还之于腑。故中阳则溜于经，中阴则溜于腑。

黄帝曰：邪之中人脏奈何？岐伯曰：愁忧恐惧则伤心，形寒寒饮则伤肺，以其两寒相感，中外皆伤，故气逆而上行。有所堕坠，恶血留内，若有所大怒，气上而不下，积于胁下，则伤肝。有所击仆，若醉入房，汗出当风，则伤脾。有所用力举重，若入房过度，汗出浴水，则伤肾。

黄帝曰：五脏之中风奈何？岐伯曰：阴阳俱感，

邪乃得往。黄帝曰：善哉。

黄帝问于岐伯曰：首面与身形也，属骨连筋，同血合气耳。天寒则裂地凌冰，其卒寒或手足懈惰，然而其面不衣何也？岐伯答曰：十二经脉，三百六十五络，其血气皆上于面而走空窍，其精阳气上走于目而为睛，其别气走于耳而为听，其宗气上出于鼻而为臭，其浊气出于胃走唇舌而为味，其气之津液皆上熏于面，而皮又厚，其肉坚，故天气甚寒不能胜之也。

黄帝曰：邪之中人，其病形何如？岐伯曰：虚邪之中身也，洒淅动形；正邪之中人也微，先见于色，不知于身，若有若无，若亡若存，有形无形，莫知其情。黄帝曰：善哉。

黄帝问于岐伯曰：余闻之，见其色，知其病，命曰明。按其脉，知其病，命曰神。问其病，知其处，命曰工。余愿闻见而知之，按而得之，问而极之，为之奈何？岐伯答曰：夫色脉与尺之相应也，如桴鼓影响之相应也，不得相失也，此亦本末根叶之出候也，故根死则叶枯矣。色脉形肉不得相失也，故知一则为工，知二则为神，知三则神且明矣。

黄帝曰：愿卒闻之。岐伯答曰：色青者，其脉弦也；赤者，其脉钩也；黄者，其脉代也；白者，其脉毛；黑者，其脉石。见其色而不得其脉，反得其相胜之脉则死矣,得其相生之脉则病已矣。

黄帝问于岐伯曰:五脏之所生变化之病形何如?岐伯答曰:先定其五色五脉之应,其病乃可别也。黄帝曰:色脉已定,别之奈何?岐伯曰:调其脉之缓、急、小、大、滑、涩,而病变定矣。

黄帝曰:调之奈何?岐伯答曰:脉急者,尺之皮肤亦急;脉缓者,尺之皮肤亦缓;脉小者,尺之皮肤亦减而少气;脉大者,尺之皮肤亦贲而起;脉滑者,尺之皮肤亦滑;脉涩者,尺之皮肤亦涩。凡此六变者,有微有甚。故善调尺者,不待于寸;善调脉者,不待于色。能参合而行之者,可以为上工,上工十全九;行二者为中工,中工十全七;行一者为下工,下工十全六。

黄帝曰:请问脉之缓、急、小、大、滑、涩之病形何如?岐伯曰:臣请言五脏之病变也。心脉急甚者为瘛疭;微急为心痛引背,食不下。缓甚为狂笑;微缓为伏梁,在心下,上下行,时唾血。大甚为喉吤;微大为心痹引背,善泪出。小甚为善哕;微小为消瘅。滑甚为善渴;微滑为心疝引脐,小腹鸣。涩甚为喑;微涩为血溢维厥,耳鸣颠疾。

肺脉急甚为癫疾;微急为肺寒热,怠惰,咳唾血,引腰背胸,若鼻息肉不通。缓甚为多汗;微缓为痿瘘、偏风,头以下汗出不可止。大甚为胫肿;微大为肺痹引胸背,起恶日光。小甚为泄,微小为消瘅。滑甚为息贲上气;微滑为上下出血。涩甚为呕血;微涩为鼠瘘,在颈支腋之间,下不胜其上,其应善酸矣。

肝脉急甚者为恶言;微急为肥气,在胁下,若覆杯。缓甚为善呕;微缓为水瘕痹也。大甚为内痈,善呕衄;微大为肝痹、阴缩,咳引小腹。小甚为多饮;微小为消瘅。滑甚为㿉疝;微滑为遗溺。涩甚为溢饮;微涩为瘈挛筋痹。

脾脉急甚为瘈疭;微急为膈中,食饮入而还出,后沃沫。缓甚为痿厥;微缓为风痿,四肢不用,心慧然若无病。大甚为击仆;微大为痞气,腹裹大脓血,在肠胃之外。小甚为寒热;微小为消瘅。滑甚为㿉癃;微滑为虫毒蛕蝎腹热。涩甚为肠㿉;微涩为内溃,多下脓血。

肾脉急甚为骨癫疾;微急为沉厥奔豚,足不收,不得前后。缓甚为折脊;微缓为洞,洞者,食不化,下嗌还出。大甚为阴痿;微大为石水,起脐已下至小腹腄腄然,上至胃脘,死不治。小甚为洞泄;微小为消瘅。滑甚为癃㿉;微滑为骨痿,坐不能起,起则目无所见。涩甚为大痈;微涩为不月、沉痔。

黄帝曰:病之六变者,刺之奈何? 岐伯答曰:诸急者多寒;缓者多热;大者多气少血;小者血气皆少;

滑者阳气盛,微有热;涩者多血少气,微有寒。是故刺急者,深内而久留之。刺缓者,浅内而疾发针,以去其热。刺大者,微泻其气,无出其血。刺滑者,疾发针而浅内之,以泻其阳气而去其热。刺涩者,必中其脉,随其逆顺而久留之,必先按而循之,已发针,疾按其痏,无令其血出,以和其脉。诸小者,阴阳形气俱不足,勿取以针,而调以甘药也。

黄帝曰:余闻五脏六腑之气,荥俞所入为合,令何道从入,入安连过,愿闻其故。岐伯答曰:此阳脉之别入于内,属于腑者也。

黄帝曰:荥俞与合,各有名乎?岐伯答曰:荥俞治外经,合治内府。黄帝曰:治内府奈何?岐伯曰:取之于合。黄帝曰:合各有名乎?岐伯答曰:胃合入于三里,大肠合入于巨虚上廉,小肠合入于巨虚下廉,三焦合入于委阳,膀胱合入于委中央,胆合入于阳陵泉。

黄帝曰:取之奈何?岐伯答曰:取之三里者,低跗取之;巨虚者,举足取之;委阳者,屈伸而索之;委中者,屈而取之;阳陵泉者,正竖膝予之齐,下至委阳之阳取之;取诸外经者,揄申而从之。

黄帝曰:愿闻六腑之病。岐伯答曰:面热者,足阳明病;鱼络血者,手阳明病;两跗之上脉坚若陷者,大肠病者,肠中切痛而鸣濯濯,冬日重感于寒即泄,当脐而痛,不能久立,与胃同候,取巨虚上廉。

胃病者,腹䐜胀,胃脘当心而痛,上支两胁,膈咽不通,食饮不下,取之三里也。

小肠病者,小腹痛,腰脊控睪而痛,时窘之后,当耳前热,若寒甚,若独肩上热甚,及手小指次指之间热,若脉陷者,此其候也。手太阳病也,取之巨虚下廉。

三焦病者,腹胀气满,小腹尤坚,不得小便,窘急,溢则为水,留即为胀,候在足太阳之外大络,大络在太阳、少阳之间,赤见于脉,取委阳。

膀胱病者,小腹偏肿而痛,以手按之,即欲小便而不得,肩上热,若脉陷,及足小指外廉及胫踝后皆热,若脉陷,取委中央。

胆病者,善太息,口苦,呕宿汁,心下澹澹,恐人将捕之,嗌中吩吩然,数唾,候在足少阳之本末,亦视其脉之陷下者灸之,其寒热者取阳陵泉。

黄帝曰:刺之有道乎?岐伯答曰:刺此者,必中气穴,无中肉节。中气穴则针游于巷,中肉节即皮肤痛,补泻反则病益笃。中筋则筋缓,邪气不出,与其真相搏,乱而不去,反还内著。用针不审,以顺为逆也。

卷之二

根 结 第 五

岐伯曰：天地相感，寒暖相移，阴阳之道，孰少孰多？阴道偶，阳道奇。发于春夏，阴气少，阳气多，阴阳不调，何补何泻？发于秋冬，阳气少，阴气多，阴气盛而阳气衰，故茎叶枯槁，湿雨下归，阴阳相移，何泻何补？奇邪离经，不可胜数，不知根结，五脏六腑，折关败枢，开阖而走，阴阳大失，不可复取。九针之玄，要在终始。故能知终始，一言而毕，不知终始，针道咸绝。

太阳根于至阴，结于命门。命门者，目也。阳明根于厉兑，结于颡大。颡大者，钳耳也。少阳根于窍阴，结于窗笼。窗笼者，耳中也。太阳为关，阳明为阖，少阳为枢。故关折则肉节渎而暴病起矣，故暴病者取之太阳，视有余不足。渎者，皮肉宛膲而弱也。阖折则气无所止息而痿疾起矣，故痿疾者取之阳明，视有余不足。无所止息者，真气稽留，邪气居之也。枢折即骨繇而不安于地，故骨繇者取之少阳，视有余不足。骨繇者，节缓而不收也。所谓骨繇者，摇也。当穷其本也。

太阴根于隐白,结于太仓。少阴根于涌泉,结于廉泉。厥阴根于大敦,结于玉英,络于膻中。太阴为关,厥阴为阖,少阳为枢。故关折则仓廪无所输膈洞,膈洞者取之太阴,视有余不足。故关折者,气不足而生病也。阖折即气绝而喜悲,悲者取之厥阴,视有余不足。枢折则脉有所结而不通,不通者取之少阴,视有余不足,有结者皆取之。

足太阳根于至阴,溜于京骨,注于昆仑,入于天柱、飞扬也。足少阳根于窍阴,溜于丘墟,注于阳辅,入于天容、光明也。足阳明根于厉兑,溜于冲阳,注于下陵,入于人迎、丰隆也。手太阳根于少泽,溜于阳谷,注于小海,入于天窗、支正也。手少阳根于关冲,溜于阳池,注于支沟,入于天牖、外关也。手阳明根于商阳,溜于合谷,注于阳谿,入于扶突、偏历也。此所谓十二经者,盛络皆当取之。

一日一夜五十营,以营五脏之精,不应数者,名曰狂生。所谓五十营者,五脏皆受气。持其脉口,数其至也。五十动而不一代者,五脏皆受气;四十动一代者,一脏无气;三十动一代者,二脏无气;二十动一代者,三脏无气;十动一代者,四脏无气;不满十动一代者,五脏无气。予之短期,要在终始,所谓五十动而不一代者,以为常也。以知五脏之期,予之短期者,乍数乍疏也。

黄帝曰:《逆顺五体》者,言人骨节之小大,肉之坚脆,皮之厚薄,血之清浊,气之滑涩,脉之长短,血之多少,经络之数,余已知之矣,此皆布衣匹夫之士也。夫王公大人,血食之君,身体柔脆,肌肉软弱,血气慓悍滑利,其刺之徐疾浅深多少,可得同之乎? 岐伯答曰:膏粱菽藿之味,何可同也? 气滑即出疾,气涩则出迟,气悍则针小而入浅,气涩则针大而入深,深则欲留,浅则欲疾。以此观之,刺布衣者深以留之,刺大人者微以徐之,此皆因气慓悍滑利也。

黄帝曰:形气之逆顺奈何? 岐伯曰:形气不足,病气有余,是邪胜也,急泻之。形气有余,病气不足,急补之。形气不足,病气不足,此阴阳气俱不足也,不可刺之,刺之则重不足,重不足则阴阳俱竭,血气皆尽,五脏空虚,筋骨髓枯,老者绝灭,壮者不复矣。形气有余,病气有余,此谓阴阳俱有余也,急泻其邪,调其虚实。故曰:有余者泻之,不足者补之,此之谓也。故曰:刺不知逆顺,真邪相搏。满而补之,则阴阳四溢,肠胃充郭,肝肺内䐜,阴阳相错。虚而泻之,则经脉空虚,血气竭枯,肠胃𠊂辟,皮肤薄著,毛腠夭膲,予之死期。故曰用针之要,在于知调阴与阳,调阴与阳,精气乃光,合形与气,使神内藏。故曰上工平气,中工乱脉,下工绝气危生。故曰下工不可不慎也。必审五脏变化之病,五脉之应,经络之实虚,皮肤之柔粗,而后取之也。

寿夭刚柔第六

黄帝问于少师曰:余闻人之生也,有刚有柔,有弱有强,有短有长,有阴有阳,愿闻其方。少师答曰:阴中有阴,阳中有阳,审知阴阳,刺之有方,得病所始,刺之有理,谨度病端,与时相应,内合于五脏六腑,外合于筋骨皮肤。是故内有阴阳,外亦有阴阳。在内者,五脏为阴,六腑为阳;在外者,筋骨为阴,皮肤为阳。故曰:病在阴之阴者,刺阴之荥俞;病在阳之阳者,刺阳之合;病在阳之阴者,刺阴之经;病在阴之阳者,刺络脉。故曰:病在阳者命曰风,病在阴者命曰痹,阴阳俱病命曰风痹。病有形而不痛者,阳之类也;无形而痛者,阴之类也。无形而痛者,其阳完而阴伤之也,急治其阴,无攻其阳;有形而不痛者,其阴完而阳伤之也,急治其阳,无攻其阴。阴阳俱动,乍有形,乍无形,加以烦心,命曰阴胜其阳,此谓不表不里,其形不久。

黄帝问于伯高曰:余闻形气病之先后,外内之应奈何?伯高答曰:风寒伤形,忧恐忿怒伤气。气伤脏,乃病脏；寒伤形，乃应形；风伤筋脉，筋脉乃应。此形气外内之相应也。

黄帝曰：刺之奈何？伯高答曰：病九日者，三刺而已；病一月者，十刺而已。多少远近，以此衰之。久痹不去身者，视其血络，尽出其血。

黄帝曰：外内之病，难易之治奈何？伯高答曰：形先病而未入脏者，刺之半其日；脏先病而形乃应者，刺之倍其日。此外内难易之应也。

黄帝问于伯高曰：余闻形有缓急，气有盛衰，骨有大小，肉有坚脆，皮有厚薄，其以立寿夭奈何？伯高答曰：形与气相任则寿，不相任则夭。皮与肉相果则寿，不相果则夭。血气经络胜形则寿，不胜形则夭。

黄帝曰：何谓形之缓急？伯高答曰：形充而皮肤缓者则寿，形充而皮肤急者则夭，形充而脉坚大者顺也，形充而脉小以弱者气衰，衰则危矣。若形充而颧不起者骨小，骨小则夭矣。形充而大肉腘坚而有分者肉坚，肉坚则寿矣；形充而大肉无分理不坚者肉脆，肉脆则夭矣。此天之生命，所以立形定气而视寿夭者。必明乎此立形定气，而后以临病人，决死生。

黄帝曰：余闻寿夭，无以度之。伯高答曰：墙基卑，高不及其地者，不满三十而死，其有因加疾者，不及二十而死也。

黄帝曰:形气之相胜,以立寿夭奈何?伯高答曰:平人而气胜形者寿;病而形肉脱,气胜形者死,形胜气者危矣。

黄帝曰:余闻刺有三变,何谓三变?伯高答曰:有刺营者,有刺卫者,有刺寒痹之留经者。

黄帝曰:刺三变者奈何?伯高答曰:刺营者出血,刺卫者出气,刺寒痹者内热。

黄帝曰:营卫寒痹之为病奈何?伯高答曰:营之生病也,寒热少气,血上下行。卫之生病也,气痛时来时去,怫忾贲响,风寒客于肠胃之中。寒痹之为病也,留而不去,时痛而皮不仁。

黄帝曰:刺寒痹内热奈何?伯高答曰:刺布衣者,以火焠之;刺大人者,以药熨之。

黄帝曰:药熨奈何?伯高答曰:用淳酒二十升,蜀椒一升,干姜一斤,桂心一斤,凡四种,皆㕮咀,渍酒中。用绵絮一斤,细白布四丈,并内酒中。置酒马矢煴中,盖封涂,勿使泄,五日五夜,出布绵絮,曝干之,干复渍,以尽其汁。每渍必晬其日,乃出干。干,并用滓与绵絮,复布为复巾,长六七尺,为六七巾,则用之生桑炭炙巾,以熨寒痹所刺之处,令热入至于病所;寒,复炙巾以熨之,三十遍而止。汗出,以巾拭身,亦三十遍而止。起步内中,无见风。每刺必熨,如此病已矣。此所谓内热也。

官针第七

凡刺之要,官针最妙。九针之宜,各有所为,长短大小,各有所施也,不得其用,病弗能移。病浅针深,内伤良肉,皮肤为痈;病深针浅,病气不泻,反为大脓。病小针大,气泻太甚,疾必为害;病大针小,气不泄泻,亦复为败。夫针之宜,大者大泻,小者不移。已言其过,请言其所施。

病在皮肤无常处者,取以镵针于病所,肤白勿取。病在分肉间,取以员针于病所。病在经络痼痹者,取以锋针。病在脉,气少当补之者,取以鍉针于井荥分输。病为大脓者,取以铍针。病痹气暴发者,取以员利针。病痹气痛而不去者,取以毫针。病在中者,取以长针。病水肿不能通关节者,取以大针。病在五脏固居者,取以锋针,泻于井荥分输,取以四时。

凡刺有九,以应九变。一曰输刺,输刺者,刺诸经荥俞、脏俞也。二曰远道刺,远道刺者,病在上,取之下,刺腑腧也。三曰经刺,经刺者,刺大经之结络经分也。四曰络刺,络刺者,刺小络之血脉也。五曰分刺,分刺者,刺分肉之间也。六曰大泻刺,大泻刺者,刺大脓以铍针也。七曰毛刺,毛刺者,刺浮痹于皮肤也。八曰巨刺,巨刺者,左取右,右取左。九曰焠刺,焠刺者,刺燔针则取痹也。

凡刺有十二节,以应十二经。一曰偶刺,偶刺者,以手直心若背,直痛所,一刺前,一刺后,以治心痹,刺此者傍针之也。二曰报刺,报刺者,刺痛无常处也,上下行者,直内无拔针,以左手随病所按之乃出针,复刺之也。三曰恢刺,恢刺者,直刺傍之,举之前后,恢筋急,以治筋痹也。四曰齐刺,齐刺者,直入一,傍入二,以治寒气小深者。或曰三刺,三刺者,治痹气小深者也。五曰扬刺,扬刺者,正内一,傍内四,而浮之,以治寒气之博大者也。六曰直针刺,直针刺者,引皮乃刺之,以治寒气之浅者也。七曰输刺,输刺者,直入直出,稀发针而深之,以治气盛而热者也。八曰短刺,短刺者,刺骨痹,稍摇而深之,致针骨所,以上下摩骨也。九曰浮刺,浮刺者,傍入而浮之,以治肌急而寒者也。十曰阴刺,阴刺者,左右率刺之,以治寒厥,中寒厥,取足踝后少阴也。十一曰傍针刺,傍针刺者,直刺傍刺各一,以治留痹久居者也。十二曰赞刺,赞刺者,直入直出,数发针而浅之出血,是谓治痈肿也。

脉之所居深不见者,刺之微内针而久留之,以致其空脉气也。脉浅者勿刺,按绝其脉乃刺之,无令精出,独出其邪气耳。所谓三刺则谷气出者,先浅刺绝皮,以出阳邪;再刺则阴邪出者,少益深,绝皮致肌肉,未入分肉间也;已入分肉之间,则谷气出。故《刺法》曰:始刺浅之,以逐邪气,而来血气;后刺深之,以致阴气之邪;最后刺极深之,以下谷气。此之谓也。故用针者,不知年之所加,气之盛衰,虚实之所起,不可以为工也。

凡刺有五,以应五脏。一曰半刺,半刺者,浅内而疾发针,无针伤肉,如拔毛状,以取皮气,此肺之应也。二曰豹文刺,豹文刺者,左右前后针之,中脉为故,以取经络之血者,此心之应也。三曰关刺,关刺者,直刺左右尽筋上,以取筋痹,慎无出血,此肝之应也,或曰渊刺,一曰岂刺。四曰合谷刺,合谷刺者,左右鸡足针于分肉之间,以取肌痹,此脾之应也。五曰输刺,输刺者,直入直出,深内之至骨,以取骨痹,此肾之应也。

本神第八

黄帝问于岐伯曰:凡刺之法,先必本于神。血、脉、营、气、精神,此五脏之所藏也,至其淫泆离脏则精失,魂魄飞扬,志意恍乱,智虑去身者,何因而然乎?天之罪与?人之过乎?何谓德、气、生、精、神、魂、魄、心、意、志、思、智、虑？请问其故。岐伯答曰：天之在我者德也，地之在我者气也，德流气薄而生者也，故生之来谓之精，两精相搏谓之神，随神往来者谓之魂，并精而出入者谓之魄，所以任物者谓之心，心有所忆谓之意，意之所存谓之志，因志而存变谓之思，因思而远慕谓之虑，因虑而处物谓之智。故智者之养生也，必顺四时而适寒暑，和喜怒而安居处，节阴阳而调刚柔，如是则僻邪不至，长生久视。

是故怵惕思虑者则伤神，神伤则恐惧，流淫而不止。因悲哀动中者，竭绝而失生。喜乐者，神惮散而不藏；愁忧者，气闭塞而不行；盛怒者，迷惑而不治；恐惧者，神荡惮而不收。

心怵惕思虑则伤神，神伤则恐惧自失，破䐃脱肉，毛悴色夭，死于冬。脾愁忧而不解则伤意，意伤则悗乱，四肢不举，毛悴色夭，死于春。肝悲哀动中则伤魂，魂伤则狂妄不精，不精则不正，当人阴缩而挛筋，两胁骨不举，毛悴色夭，死于秋。肺喜乐无极则伤魄，魄伤则狂，狂者意不存人，皮革焦，毛悴色夭，死于夏。肾盛怒而不止则伤志，志伤则喜忘其前言，腰脊不可以俯仰屈伸，毛悴色夭，死于季夏。

恐惧而不解则伤精，精伤则骨酸痿厥，精时自下。是故五脏主藏精者也，不可伤，伤则失守而阴虚，阴虚则无气,无气则死矣。是故用针者,察观病人之态,以知精神魂魄之存亡得失之意,五者以伤,针不可以治之也。

肝藏血,血舍魂,肝气虚则恐,实则怒。脾藏营,营舍意,脾气虚则四肢不用,五脏不安;实则腹胀,经溲不利。心藏脉,脉舍神,心气虚则悲,实则笑不休。肺藏气,气舍魄,肺气虚则鼻塞不利,少气;实则喘喝,胸盈仰息。肾藏精,精舍志,肾气虚则厥,实则胀,五脏不安。必审五脏之病形,以知其气之虚实,谨而调之也。

终 始 第 九

凡刺之道,毕于终始,明知终始,五脏为纪,阴阳定矣。阴者主脏,阳者主腑,阳受气于四末,阴受气于五脏。故泻者迎之,补者随之,知迎知随,气可令和。和气之方,必通阴阳,五脏为阴,六腑为阳。传之后世,以血为盟,敬之者昌,慢之者亡,无道行私,必得天殃。

谨奉天道,请言终始。终始者,经脉为纪。持其脉口人迎,以知阴阳有余不足,平与不平,天道毕矣。所谓平人者不病,不病者,脉口人迎应四时也,上下相应而俱往来也,六经之脉不结动也,本末之寒温相守司也,形肉血气必相称也,是谓平人。

少气者,脉口人迎俱小而不称尺寸也。如是者,则阴阳俱不足,补阳则阴竭,泻阴则阳脱。如是者,可将以甘药,不可饮以至剂。如此者,弗久不已;因而泻之,则五脏气坏矣。

人迎一盛,病在足少阳;一盛而躁,病在手少阳。人迎二盛,病在足太阳;二盛而躁,病在手太阳。人迎三盛,病在足阳明;三盛而躁,病在手阳明。人迎四盛,且大且数,名曰溢阳,溢阳为外格。脉口一盛,病在足厥阴;一盛而躁,在手心主。脉口二盛,病在足少阴;二盛而躁,在手少阴。脉口三盛,病在足太阴;三盛而躁,在手太阴。脉口四盛,且大且数者,名曰溢阴,溢阴为内关,内关不通死不治。人迎与太阴脉口俱盛四倍以上,命曰关格,关格者与之短期。

人迎一盛,泻足少阳而补足厥阴,二泻一补,日一取之,必切而验之,躁取之上,气和乃止。人迎二盛,泻足太阳而补足少阴,二泻一补,二日一取之,必切而验之,躁取之上,气和乃止。人迎三盛,泻足阳明而补足太阴,二泻一补,日二取之,必切而验之,躁取之上,气和乃止。脉口一盛,泻足厥阴而补足少阳,二补一泻,日一取之,必切而验之,躁取之上,气和乃止。脉口二盛,泻足少阴而补足太阳,二补一泻,二日一取之,必切而验之,躁取之上,气和乃止。脉口三盛,泻足太阴而补足阳明,二补一泻,日二取之,必切而验之,躁而取之上,气和乃止,所以日二取之者,太阴主胃,大富于谷气,故可日二取之也。人迎与脉口俱盛三倍以上,命曰阴阳俱溢,如是者不开,则血脉闭塞,气无所行,流淫于中,五脏内伤。如此者,因而灸之,则变易而为他病矣。

凡刺之道,气调而止,补阴泻阳,音气益彰,耳目聪明,反此者血气不行。所谓气至而有效者,泻则益虚,虚者脉大如其故而不坚也,大如故而益坚者,适虽言快,病未去也。补则益实,实者脉大如其故而益坚也,大如其故而不坚者,适虽言快,病未去也。故补则实,泻则虚,痛虽不随针减,病必衰去。必先通十二经脉之所生病,而后可得传于终始矣。故阴阳不相移,虚实不相倾,取之其经。

凡刺之属,三刺至谷气,邪僻妄合,阴阳易居,逆顺相反,沉浮异处,四时不得,稽留淫泆,须针而去。故一刺则阳邪出,再刺则阴邪出,三刺则谷气至,谷气至而止。所谓谷气至者,已补而实,已泻而虚,故以知谷气至也。邪气独去者,阴与阳未能调,而病知愈也。故曰补则实,泻则虚,痛虽不随针减,病必衰去矣。

阴盛而阳虚，先补其阳，后泻其阴而和之。阴虚而阳盛，先补其阴，后泻其阳而和之。

三脉动于足大指之间，必审其实虚，虚而泻之，是谓重虚，重虚病益甚。凡刺此者，以指按之，脉动而实且疾者则泻之，虚而徐者则补之，反此者病益甚。其动也，阳明在上，厥阴在中，少阴在下。

膺腧中膺，背腧中背，肩膊虚者取之上。重舌，刺舌柱以铍针也。手屈而不伸者，其病在筋；伸而不屈者，其病在骨。在骨守骨，在筋守筋。

补须一方实，深取之，稀按其痏，以极出其邪气。一方虚，浅刺之，以养其脉，疾按其痏，无使邪气得入。邪气来也紧而疾，谷气来也徐而和。脉实者，深刺之，以泄其气；脉虚者，浅刺之，使精气无得出，以养其脉，独出其邪气。刺诸痛者，其脉皆实。

故曰：从腰以上者，手太阴阳明皆主之；从腰以下者，足太阴阳明皆主之。病在上者下取之，病在下者高取之，病在头者取之足，病在腰者取之腘。病生于头者头重，生于手者臂重，生于足者足重。治病者，先刺其病所从生者也。

春气在毫毛，夏气在皮肤，秋气在分肉，冬气在筋骨。刺此病者，各以其时为齐。故刺肥人者，以秋冬之齐；刺瘦人者，以春夏之齐。病痛者阴也，痛而以手按之不得者阴也,深刺之;痒者阳也,浅刺之。病在上者阳也,病在下者阴也。

病先起于阴者,先治其阴而后治其阳;病先起于阳者,先治其阳而后治其阴。刺热厥者,留针反为寒;刺寒厥者,留针反为热。刺热厥者,二阴一阳;刺寒厥者,二阳一阴。所谓二阴者,二刺阴也;一阳者,一刺阳也。久病者,邪气入深,刺此病者,深内而久留之,间日而复刺之,必先调其左右,去其血脉。刺道毕矣。

凡刺之法,必察其形气。形肉未脱,少气而脉又躁,躁厥者,必为缪刺之,散气可收,聚气可布。深居静处,占神往来,闭户塞牖,魂魄不散,专意一神,精气不分,毋闻人声,以收其精,必一其神,令志在针,浅而留之,微而浮之,以移其神,气至乃休。男内女外,坚拒勿出,谨守勿内,是谓得气。

凡刺之禁,新内勿刺,新刺勿内;已醉勿刺,已刺勿醉;新怒勿刺,已刺勿怒;新劳勿刺,已刺勿劳;已饱勿刺,已刺勿饱;已饥勿刺,已刺勿饥;已渴勿刺,已刺勿渴;大惊大恐,必定其气乃刺之。乘车来者,卧而休之,如食顷乃刺之。步行来者,坐而休之,如行十里顷乃刺之。凡此十二禁者,其脉乱气散,逆其营卫,经气不次,因而刺之,则阳病入于阴,阴病出为阳,则邪气复生,粗工勿察,是谓伐身,形体淫泆,乃消脑髓,津液不化，脱其五味，是谓失气也。

太阳之脉，其终也，戴眼反折瘛疭，其色白，绝皮乃绝汗，绝汗则终矣。少阳终者，耳聋，百节尽纵，目系绝，目系绝一日半则死矣，其死也，色青白乃死。阳明终者，口目动作，喜惊妄言，色黄，其上下之经盛而不行，则终矣。少阴终者，面黑齿长而垢，腹胀闭塞，上下不通而终矣。厥阴终者，中热嗌干，喜溺心烦，甚则舌卷、卵上缩而终矣。太阴终者，腹胀闭，不得息，善噫善呕，呕则逆，逆则面赤，不逆则上下不通，上下不通则面黑、皮毛燋而终矣。

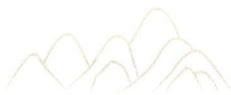
卷之三

经脉第十

雷公问于黄帝曰:《禁服》之言,凡刺之理,经脉为始,营其所行,知其度量,内次五脏,外别六腑,愿尽闻其道。黄帝曰:人始生,先成精,精成而脑髓生,骨为干,脉为营,筋为刚,肉为墙,皮肤坚而毛发长,谷入于胃,脉道以通,血气乃行。雷公曰:愿卒闻经脉之始生。黄帝曰:经脉者,所以能决死生,处百病,调虚实,不可不通。

肺手太阴之脉,起于中焦,下络大肠,还循胃口,上膈属肺,从肺系横出腋下,下循臑内,行少阴、心主之前,下肘中,循臂内上骨下廉,入寸口,上鱼,循鱼际,出大指之端;其支者,从腕后直出次指内廉,出其端。是动则病肺胀满,膨膨而喘咳,缺盆中痛,甚则交两手而瞀,此为臂厥。是主肺所生病者,咳,上气喘喝,烦心胸满,臑臂内前廉痛厥,掌中热。气盛有余,则肩背痛,风寒汗出中风,小便数而欠。气虚则肩背痛寒,少气不足以息,溺色变。为此诸病,盛则泻之,虚则补之,热则疾之,寒则留之,陷下则灸之,不盛不虚以经取之。盛者寸口大三倍于人迎,虚者则寸口反小于人迎也。

大肠手阳明之脉,起于大指次指之端,循指上廉,出合谷两骨之间,上入两筋之中,循臂上廉,入肘外廉,上臑外前廉,上肩,出髃骨之前廉,上出于柱骨之会上,下入缺盆,络肺,下膈,属大肠;其支者,从缺盆上颈贯颊,入下齿中,还出挟口,交人中,左之右,右之左,上挟鼻孔。是动则病齿痛颈肿。是主津所生病者,目黄口干,鼽衄,喉痹,肩前臑痛,大指次指痛不用。气有余则当脉所过者热肿,虚则寒栗不复。为此诸病,盛则泻之,虚则补之,热则疾之,寒则留之,陷下则灸之,不盛不虚以经取之。盛者人迎大三倍于寸口,虚者人迎反小于寸口也。

胃足阳明之脉,起于鼻,交頞中,旁纳太阳之脉,下循鼻外,入上齿中,还出挟口环唇,下交承浆,却循颐后下廉,出大迎,循颊车,上耳前,过客主人,循发际,至额颅;其支者,从大迎前下人迎,循喉咙,入缺盆,下膈,属胃络脾;其直者,从缺盆下乳内廉,下挟脐,入气街中;其支者,起于胃口,下循腹里,下至气街中而合,以下髀关,抵伏兔,下膝膑中,下循胫外廉,下足跗,入中指内间;其支者,下膝三寸而别,下入中指外间;其支者,别跗上,入大指间,出其端。是动则病洒洒振寒,善伸数欠,颜黑,病至则恶人与火,闻木声则惕然而惊,心欲动,独闭户塞牖而处,甚则欲上高而歌,弃衣而走,贲响腹胀,是为骭厥。是主血所生病者,狂疟,温淫汗出,鼽衄,口喎唇胗,颈肿喉痹,大腹水肿,膝膑肿痛,循膺、乳、气街、股、伏兔、骭外廉、足跗上皆痛,中指不用。气盛则身以前皆热,其有余于胃,则消谷善饥,溺色黄。气不足则身以前皆寒栗,胃中寒则胀满。为此诸病,盛则泻之,虚则补之,热则疾之,寒则留之,陷下则灸之,不盛不虚以经取之。盛者人迎大三倍于寸口,虚者人迎反小于寸口也。

脾足太阴之脉,起于大指之端,循指内侧白肉际,过核骨后,上内踝前廉,上踹内,循胫骨后,交出厥阴之前,上膝股内前廉,入腹,属脾络胃,上膈,挟咽,连舌本,散舌下;其支者,复从胃别上膈,注心中。是动则病舌本强,食则呕,胃脘痛,腹胀善噫,得后与气则快然如衰,身体皆重。是主脾所生病者,舌本痛,体不能动摇,食不下,烦心,心下急痛,溏瘕泄,水闭,黄疸,不能卧,强立股膝内肿厥,足大指不用。为此诸病,盛则泻之,虚则补之,热则疾之,寒则留之,陷下则灸之,不盛不虚以经取之。盛者寸口大三倍于人迎,虚者寸口反小于人迎也。

心手少阴之脉,起于心中,出属心系,下膈,络小肠;其支者,从心系上挟咽,系目系;其直者,复从心系却上肺，下出腋下，下循臑内后廉，行太阴、心主之后，下肘内，循臂内后廉，抵掌后锐骨之端，入掌内后廉，循小指之内出其端。是动则病嗌干心痛，渴而欲饮，是为臂厥。是主心所生病者，目黄胁痛，臑臂内后廉痛厥，掌中热痛。为此诸病，盛则泻之，虚则补之，热则疾之，寒则留之，陷下则灸之，不盛不虚以经取之。盛者寸口大再倍于人迎，虚者寸口反小于人迎也。

小肠手太阳之脉，起于小指之端，循手外侧上腕，出踝中，直上循臂骨下廉，出肘内侧两骨之间，上循臑外后廉，出肩解，绕肩胛，交肩上，入缺盆，络心，循咽，下膈，抵胃，属小肠；其支者，从缺盆循颈上颊，至目锐眦，却入耳中；其支者，别颊上䪼抵鼻，至目内眦，斜络于颧。是动则病嗌痛颔肿，不可以顾，肩似拔，臑似折。是主液所生病者，耳聋目黄颊肿，颈、颔、肩、臑、肘、臂外后廉痛。为此诸病，盛则泻之，虚则补之，热则疾之，寒则留之，陷下则灸之，不盛不虚以经取之。盛者人迎大再倍于寸口，虚者人迎反小于寸口也。

膀胱足太阳之脉，起于目内眦，上额交巅；其支者，从巅至耳上角；其直者，从巅入络脑，还出别下项，循肩髆内，挟脊抵腰中，入循膂，络肾属膀胱；其支者，从腰中下挟脊，贯臀入腘中；其支者，从髆内左右别下贯臀,挟脊内,过髀枢,循髀外,从后廉下合腘中,以下贯踹内,出外踝之后,循京骨,至小指外侧。是动则病冲头痛,目似脱,项如拔,脊痛,腰似折,髀不可以曲,腘如结,踹如裂,是为踝厥。是主筋所生病者,痔,疟,狂癫疾,头囟项痛,目黄泪出,鼽衄,项、背、腰、尻、腘、踹、脚皆痛,小指不用。为此诸病,盛则泻之,虚则补之,热则疾之,寒则留之,陷下则灸之,不盛不虚以经取之。盛者人迎大再倍于寸口,虚者人迎反小于寸口也。

肾足少阴之脉,起于小指之下,邪走足心,出于然骨之下,循内踝之后,别入跟中,以上踹内,出腘内廉,上股内后廉,贯脊,属肾络膀胱;其直者,从肾上贯肝膈,入肺中,循喉咙,挟舌本;其支者,从肺出络心,注胸中。是动则病饥不欲食,面如漆柴,咳唾则有血,喝喝而喘,坐而欲起,目𥉂𥉂如无所见,心如悬若饥状,气不足则善恐,心惕惕如人将捕之,是为骨厥。是主肾所生病者,口热舌干,咽肿上气,嗌干及痛,烦心心痛,黄疸,肠澼,脊股内后廉痛,痿厥嗜卧,足下热而痛。为此诸病,盛则泻之,虚则补之,热则疾之,寒则留之,陷下则灸之,不盛不虚以经取之。灸则强食生肉,缓带披发,大杖重履而步。盛者寸口大再倍于人迎,虚者寸口反小于人迎也。

心主手厥阴心包络之脉，起于胸中，出属心包络，下膈，历络三焦；其支者，循胸出胁，下腋三寸，上抵腋下，循臑内，行太阴少阴之间，入肘中，下臂，行两筋之间，入掌中，循中指出其端；其支者，别掌中，循小指次指出其端。是动则病手心热，臂肘挛急，腋肿，甚则胸胁支满，心中憺憺大动，面赤目黄，喜笑不休。是主脉所生病者，烦心心痛，掌中热。为此诸病，盛则泻之，虚则补之，热则疾之，寒则留之，陷下则灸之，不盛不虚以经取之。盛者寸口大一倍于人迎，虚者寸口反小于人迎也。

三焦手少阳之脉，起于小指次指之端，上出两指之间，循手表腕，出臂外两骨之间，上贯肘，循臑外上肩，而交出足少阳之后，入缺盆，布膻中，散络心包，下膈，循属三焦；其支者，从膻中上出缺盆，上项，系耳后，直上出耳上角，以屈下颊至䪼；其支者，从耳后入耳中，出走耳前，过客主人前，交颊，至目锐眦。是动则病耳聋浑浑焞焞，嗌肿喉痹。是主气所生病者，汗出，目锐眦痛，颊痛，耳后、肩、臑、肘、臂外皆痛，小指次指不用。为此诸病，盛则泻之，虚则补之，热则疾之，寒则留之，陷下则灸之，不盛不虚以经取之。盛者人迎大一倍于寸口，虚者人迎反小于寸口也。

胆足少阳之脉，起于目锐眦，上抵头角，下耳后，循颈，行手少阳之前，至肩上，却交出手少阳之后，入缺盆；其支者，从耳后入耳中，出走耳前，至目锐眦后；其支者，别锐眦，下大迎，合于手少阳，抵于𫖯，下加颊车，下颈，合缺盆，以下胸中，贯膈，络肝属胆，循胁里，出气街，绕毛际，横入髀厌中；其直者，从缺盆下腋，循胸过季胁，下合髀厌中，以下循髀阳，出膝外廉，下外辅骨之前，直下抵绝骨之端，下出外踝之前，循足跗上，入小指次指之间；其支者，别跗上，入大指之间，循大指歧骨内出其端，还贯爪甲，出三毛。是动则病口苦，善太息，心胁痛不能转侧，甚则面微有尘，体无膏泽，足外反热，是为阳厥。是主骨所生病者，头痛颔痛，目锐眦痛，缺盆中肿痛，腋下肿，马刀侠瘿，汗出振寒，疟，胸、胁、肋、髀、膝外至胫、绝骨、外髁前及诸节皆痛，小指次指不用。为此诸病，盛则泻之，虚则补之，热则疾之，寒则留之，陷下则灸之，不盛不虚以经取之。盛者人迎大一倍于寸口，虚者人迎反小于寸口也。

　　肝足厥阴之脉，起于大指丛毛之际，上循足跗上廉，去内踝一寸，上踝八寸，交出太阴之后，上腘内廉，循股阴，入毛中，环阴器，抵小腹，挟胃，属肝络胆，上贯膈，布胁肋，循喉咙之后，上入颃颡，连目系，上出额，与督脉会于巅；其支者，从目系下颊里，环唇内；

其支者，复从肝别贯膈，上注肺。是动则病腰痛不可以俯仰，丈夫㿉疝，妇人少腹肿，甚则嗌干，面尘脱色。是主肝所生病者，胸满，呕逆，飧泄，狐疝，遗溺，闭癃。为此诸病，盛则泻之，虚则补之，热则疾之，寒则留之，陷下则灸之，不盛不虚以经取之。盛者寸口大一倍于人迎，虚者寸口反小于人迎也。

手太阴气绝则皮毛焦。太阴者，行气温于皮毛者也，故气不荣则皮毛焦，皮毛焦则津液去皮节，津液去皮节者，则爪枯毛折，毛折者则气先死。丙笃丁死，火胜金也。

手少阴气绝则脉不通。少阴者心脉也，心者脉之合也，脉不通则血不流，血不流则色不泽，故其面黑如漆柴者，血先死。壬笃癸死，水胜火也。

足太阴气绝则脉不荣肌肉。唇舌者，肌肉之本也，脉不荣则肌肉软，肌肉软则舌萎人中满，人中满则唇反，唇反者肉先死。甲笃乙死，木胜土也。

足少阴气绝则骨枯。少阴者冬脉也，伏行而濡骨髓者也，故骨不濡则肉不能著也，骨肉不相亲则肉软却，肉软却故齿长而垢，发无泽，发无泽者骨先死。戊笃己死，土胜水也。

足厥阴气绝则筋绝。厥阴者肝脉也，肝者筋之合也，筋者聚于阴器，而脉络于舌本也，故脉弗荣则筋

急,筋急则引舌与卵,故唇青舌卷卵缩,则筋先死。庚
笃辛死,金胜木也。

五阴气俱绝则目系转,转则目运,目运者为志先
死,志先死则远一日半死矣。六阳气俱绝则阴与阳相
离,离则腠理发泄,绝汗乃出,故旦占夕死,夕占旦死。
此十二经之败也。

经脉十二者,伏行分肉之间,深而不见;其常见
者,足太阴过于内踝之上,无所隐故也。诸脉之浮
而常见者,皆络脉也。六经络手阳明少阳之大络,
起于五指间,上合肘中。饮酒者,卫气先行皮肤,先
充络脉,络脉先盛,故卫气已平,营气乃满,而经脉
大盛。脉之卒然动者,皆邪气居之,留于本末;不
动则热,不坚则陷且空,不与众同,是以知其何脉之
病也。

雷公曰:何以知经脉之与络脉异也? 黄帝曰:经
脉者常不可见也,其虚实也以气口知之,脉之见者皆
络脉也。

雷公曰:细子无以明其然也。黄帝曰:诸络脉皆
不能经大节之间,必行绝道而出入,复合于皮中,其会
皆见于外,故诸刺络脉者,必刺其结上,甚血者虽无
结,急取之以泻其邪而出其血,留之发为痹也。

凡诊络脉,脉色青则寒且痛,赤则有热。胃中寒,

手鱼之络多青矣；胃中有热，鱼际络赤；其暴黑者，留久痹也；其有赤有黑有青者，寒热气也。其青短者，少气也。凡刺寒热者皆多血络，必间日而一取之，血尽而止，乃调其虚实。其青而短者少气，甚者泻之则闷，闷甚则仆不得言，闷则急坐之也。

手太阴之别，名曰列缺，起于腕上分间，并太阴之经直入掌中，散入于鱼际。其病实则手锐掌热，虚则欠䶎，小便遗数，取之去腕一寸半，别走阳明也。

手少阴之别，名曰通里，去腕一寸，别而上行，循经入于心中，系舌本，属目系。其实则支膈，虚则不能言，取之腕后一寸，别走太阳也。

手心主之别，名曰内关，去腕二寸，出于两筋之间，循经以上系于心包，络心系。实则心痛，虚则为烦心，取之两筋间也。

手太阳之别，名曰支正，上腕五寸，内注少阴；其别者，上走肘，络肩髃。实则节弛肘废，虚则生肬，小者如指痂疥，取之所别也。

手阳明之别，名曰偏历，去腕三寸，别入太阴；其别者，上循臂，乘肩髃，上曲颊偏齿；其别者，入耳合于宗脉。实则龋、聋，虚则齿寒、痹隔，取之所别也。

手少阳之别，名曰外关，去腕二寸，外绕臂，注胸中，合心主。病实则肘挛，虚则不收，取之所别也。

足太阳之别，名曰飞阳，去踝七寸，别走少阴。实则鼻窒、头背痛，虚则鼽衄，取之所别也。

足少阳之别，名曰光明，去踝五寸，别走厥阴，下络足跗。实则厥，虚则痿躄，坐不能起，取之所别也。

足阳明之别，名曰丰隆，去踝八寸，别走太阴；其别者，循胫骨外廉，上络头项，合诸经之气，下络喉嗌。其病气逆则喉痹卒喑，实则狂癫，虚则足不收，胫枯，取之所别也。

足太阴之别，名曰公孙，去本节之后一寸，别走阳明；其别者，入络肠胃。厥气上逆则霍乱，实则腹中切痛，虚则鼓胀，取之所别也。

足少阴之别，名曰大钟，当踝后绕跟，别走太阳；其别者，并经上走于心包，下外贯腰脊。其病气逆则烦闷，实则闭癃，虚则腰痛，取之所别者也。

足厥阴之别，名曰蠡沟，去内踝五寸，别走少阳；其别者，循胫上睾，结于茎。其病气逆则睾肿卒疝，实则挺长，虚则暴痒，取之所别也。

任脉之别，名曰尾翳，下鸠尾，散于腹。实则腹皮痛，虚则痒搔，取之所别也。

督脉之别，名曰长强，挟膂上项，散头上，下当肩胛左右，别走太阳，入贯膂。实则脊强，虚则头重，高摇之，挟脊之有过者，取之所别也。

脾之大络，名曰大包，出渊腋下三寸，布胸胁。实则身尽痛，虚则百节皆纵，此脉若罗络之血者，皆取之脾之大络脉也。

凡此十五络者，实则必见，虚则必下，视之不见，求之上下，人经不同，络脉异所别也。

经别第十一

黄帝问于岐伯曰：余闻人之合于天道也，内有五脏，以应五音、五色、五时、五味、五位也；外有六腑，以应六律。六律建，阴阳诸经而合之十二月、十二辰、十二节、十二经水、十二时、十二经脉者，此五脏六腑之所以应天道。夫十二经脉者，人之所以生，病之所以成，人之所以治，病之所以起，学之所始，工之所止也，粗之所易，上之所难也。请问其离合出入奈何？岐伯稽首再拜曰：明乎哉问也！此粗之所过，上之所息也，请卒言之。

足太阳之正，别入于腘中，其一道下尻五寸，别入于肛，属于膀胱，散之肾，循膂当心入散；直者，从膂上出于项，复属于太阳，此为一经也。足少阴之正，至腘中，别走太阳而合，上至肾，当十四椎，出属带脉；直者，系舌本，复出于项，合于太阳，此为一合。成以诸阴之别,皆为正也。

足少阳之正,绕髀入毛际,合于厥阴;别者,入季胁之间,循胸里,属胆,散之肝,上贯心,以上挟咽,出颐颔中,散于面,系目系,合少阳于外眦也。足厥阴之正,别跗上,上至毛际,合于少阳,与别俱行,此为二合也。

足阳明之正,上至髀,入于腹里,属胃,散之脾,上通于心,上循咽,出于口,上頞䪼,还系目系,合于阳明也。足太阴之正,上至髀,合于阳明,与别俱行,上结于咽,贯舌中,此为三合也。

手太阳之正,指地,别于肩解,入腋走心,系小肠也。手少阴之正,别入于渊腋两筋之间,属于心,上走喉咙,出于面,合目内眦,此为四合也。

手少阳之正,指天,别于巅,入缺盆,下走三焦,散于胸中也。手心主之正,别下渊腋三寸,入胸中,别属三焦,出循喉咙,出耳后,合少阳完骨之下,此为五合也。

手阳明之正,从手循膺乳,别于肩髃,入柱骨下,走大肠,属于肺,上循喉咙,出缺盆,合于阳明也。手太阴之正,别入渊腋少阴之前,入走肺,散之大肠,上出缺盆,循喉咙,复合阳明,此为六合也。

经水第十二

黄帝问于岐伯曰：经脉十二者，外合于十二经水，而内属于五脏六腑。夫十二经水者，其有大小、深浅、广狭、远近各不同，五脏六腑之高下、小大、受谷之多少亦不等，相应奈何？夫经水者，受水而行之；五脏者，合神气魂魄而藏之；六腑者，受谷而行之，受气而扬之；经脉者，受血而营之。合而以治奈何？刺之深浅，灸之壮数，可得闻乎？岐伯答曰：善哉问也！天至高不可度，地至广不可量，此之谓也。且夫人生于天地之间，六合之内，此天之高、地之广也，非人力之所能度量而至也。若夫八尺之士，皮肉在此，外可度量切循而得之，其死可解剖而视之，其脏之坚脆，腑之大小，谷之多少，脉之长短，血之清浊，气之多少，十二经之多血少气，与其少血多气，与其皆多血气，与其皆少血气，皆有大数。其治以针艾，各调其经气，固其常有合乎？

黄帝曰：余闻之，快于耳，不解于心，愿卒闻之。岐伯答曰：此人之所以参天地而应阴阳也，不可不察。

足太阳外合于清水，内属于膀胱，而通水道焉。足少阳外合于渭水，内属于胆。足阳明外合于海水，内属于胃。足太阴外合于湖水，内属于脾。足少阴外合于汝水，内属于肾。足厥阴外合于渑水，内属于肝。手太阳外合于淮水，内属于小肠，而水道出焉。手少阳外合于漯水，内属于三焦。手阳明外合于江水，内属于大肠。手太阴外合于河水，内属于肺。手少阴外合于济水，内属于心。手心主外合于漳水，内属于心包。

凡此五脏六腑十二经水者，外有源泉，而内有所禀，此皆内外相贯，如环无端，人经亦然。故天为阳，地为阴，腰以上为天，腰以下为地。故海以北者为阴，湖以北者为阴中之阴，漳以南者为阳，河以北至漳者为阳中之阴，漯以南至江者为阳中之太阳，此一隅之阴阳也，所以人与天地相参也。

黄帝曰：夫经水之应经脉也，其远近浅深，水血之多少各不同，合而以刺之奈何？岐伯答曰：足阳明，五脏六腑之海也，其脉大血多，气盛热壮，刺此者，不深弗散，不留不泻也。足阳明刺深六分，留十呼。足太阳深五分，留七呼。足少阳深四分，留五呼。足太阴深三分，留四呼。足少阴深二分，留三呼。足厥阴深一分，留二呼。手之阴阳，其受气之道近，其气之来疾，其刺深者皆无过二分，其留皆无过一呼。其少长大小肥瘦，以心撩之，命曰法天之常。灸之亦然。灸而过此者，得恶火，则骨枯脉涩；刺而过此者，则脱气。

　　黄帝曰：夫经脉之小大，血之多少，肤之厚薄，肉之坚脆，及䐃之大小，可为度量乎？岐伯答曰：其可为度量者，取其中度也，不甚脱肉而血气不衰也。若失度之人，瘠瘦而形肉脱者，恶可以度量刺乎！审切循扪按，视其寒温盛衰而调之，是谓因适而为之真也。

卷之四

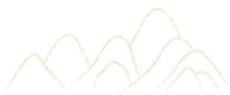

经筋第十三

足太阳之筋,起于足小指,上结于踝,邪上结于膝,其下循足外侧,结于踵,上循跟,结于腘;其别者,结于踹外,上腘中内廉,与腘中并,上结于臀,上挟脊,上项;其支者,别入结于舌本;其直者,结于枕骨,上头下颜,结于鼻;其支者,为目上网,下结于頄;其支者,从腋后外廉,结于肩髃;其支者,入腋下,上出缺盆,上结于完骨;其支者,出缺盆,邪上出于頄。其病小指支跟肿痛,腘挛,脊反折,项筋急,肩不举,腋支缺盆中纽痛,不可左右摇。治在燔针劫刺,以知为数,以痛为腧,名曰仲春痹也。

足少阳之筋,起于小指次指,上结外踝,上循胫外廉,结于膝外廉;其支者,别起外辅骨,上走髀,前者结于伏兔之上,后者结于尻;其直者,上乘䏚季胁,上走腋前廉,系于膺乳,结于缺盆;直者,上出腋,贯缺盆,出太阳之前,循耳后,上额角,交巅上,下走颔,上结于頄;支者,结于目外眦,为外维。其病小指次指支转筋,引膝外转筋,膝不可屈伸,腘筋急,前引髀,后引尻,即上乘䏚季胁痛,上引缺盆膺乳,颈维筋急,从左之右,右目不开,上过右角,并跷脉而行,左络于右,故伤左角,右足不用,命曰维筋相交。治在燔针劫刺,以知为数,以痛为腧,名曰孟春痹也。

足阳明之筋,起于中三指,结于跗上,邪外上加于辅骨,上结于膝外廉,直上结于髀枢,上循胁,属脊;其直者,上循骭,结于膝;其支者,结于外辅骨,合少阳;其直者,上循伏兔,上结于髀,聚于阴器,上腹而布,至缺盆而结,上颈,上挟口,合于頄,下结于鼻,上合于太阳,太阳为目上网,阳明为目下网;其支者,从颊结于耳前。其病足中指支胫转筋,脚跳坚,伏兔转筋,髀前肿,癫疝,腹筋急,引缺盆及颊,卒口僻,急者目不合,热则筋纵,目不开。颊筋有寒,则急引颊移口;有热,则筋弛纵缓不胜收,故僻。治之以马膏,膏其急者;以白酒和桂以涂其缓者,以桑钩钩之,即以生桑灰置之坎中,高下以坐等,以膏熨急颊,且饮美酒,噉美炙肉,不饮酒者自强也,为之三拊而已。治在燔针劫刺,以知为数,以痛为腧,名曰季春痹也。

足太阴之筋,起于大指之端内侧,上结于内踝;其直者,结于膝内辅骨,上循阴股,结于髀,聚于阴器,上腹,结于脐,循腹里,结于肋,散于胸中;其内者,著于脊。其病足大指支内踝痛,转筋痛,膝内辅骨痛,阴股引髀而痛,阴器纽痛上引脐,两胁痛引膺中,脊内痛。

治在燔针劫刺，以知为数，以痛为腧，命曰仲秋痹也。

　　足少阴之筋，起于小指之下，并足太阴之筋，邪走内踝之下，结于踵，与太阳之筋合，而上结于内辅之下，并太阴之筋而上循阴股，结于阴器，循脊内挟膂，上至项，结于枕骨，与足太阳之筋合。其病足下转筋，及所过而结者皆痛及转筋。病在此者，主痫瘈及痉，在外者不能俯，在内者不能仰。故阳病者腰反折不能俯，阴病者不能仰。治在燔针劫刺，以知为数，以痛为腧，在内者熨引饮药。此筋折纽，纽发数甚者，死不治。名曰孟秋痹也。

　　足厥阴之筋，起于大指之上，上结于内踝之前，上循胫，上结内辅之下，上循阴股，结于阴器，络诸筋。其病足大指支内踝之前痛，内辅痛，阴股痛转筋，阴器不用，伤于内则不起，伤于寒则阴缩入，伤于热则纵挺不收。治在行水清阴气。其病转筋者，治在燔针劫刺，以知为数，以痛为腧，命曰季秋痹也。

　　手太阳之筋，起于小指之上，结于腕，上循臂内廉，结于肘内锐骨之后，弹之应小指之上，入结于腋下；其支者，后走腋后廉，上绕肩胛，循颈出足太阳之筋前，结于耳后完骨；其支者，入耳中；直者，出耳上，下结于颔，上属目外眦。其病小指支肘内锐骨后廉痛，循臂阴入腋下，腋下痛，腋后廉痛，绕肩胛引颈而痛,应耳中鸣,痛引颔,目瞑,良久乃得视,颈筋急,则为筋瘘颈肿。寒热在颈者,治在燔针劫刺之,以知为数,以痛为腧,其为肿者,复而锐之。名曰仲夏痹也。

手少阳之筋,起于小指次指之端,结于腕,上循臂,结于肘,上绕臑外廉,上肩走颈,合手太阳;其支者,当曲颊入系舌本;其支者,上曲牙,循耳前,属目外眦,上乘颔,结于角。其病当所过者即支转筋,舌卷。治在燔针劫刺,以知为数,以痛为腧,名曰季夏痹也。

手阳明之筋,起于大指次指之端,结于腕,上循臂,上结于肘外,上臑,结于髃;其支者,绕肩胛,挟脊;直者,从肩髃上颈;其支者,上颊结于頄;直者,上出手太阳之前,上左角,络头,下右颔。其病当所过者支痛及转筋,肩不举,颈不可左右视。治在燔针劫刺,以知为数,以痛为腧,名曰孟夏痹也。

手太阴之筋,起于大指之上,循指上行,结于鱼后,行寸口外侧,上循臂,结肘中,上臑内廉,入腋下,出缺盆,结肩前髃,上结缺盆,下结胸里,散贯贲,合贲下,抵季胁。其病当所过者支转筋痛,甚成息贲,胁急吐血。治在燔针劫刺,以知为数,以痛为腧,名曰仲冬痹也。

手心主之筋,起于中指,与太阴之筋并行,结于肘内廉,上臂阴,结腋下,下散前后挟胁;其支者,入腋,散胸中,结于贲。其病当所过者支转筋,前及胸痛息贲。治在燔针劫刺,以知为数,以痛为腧,名曰孟冬痹也。

手少阴之筋,起于小指之内侧,结于锐骨,上结肘内廉,上入腋,交太阴,挟乳里,结于胸中,循贲,下系于脐。其病内急,心承伏梁,下为肘网。其病当所过者支转筋,筋痛。治在燔针劫刺,以知为数,以痛为腧,其成伏梁唾血脓者,死不治。名曰季冬痹也。

经筋之病,寒则筋急,热则筋弛纵不收,阴痿不用。阳急则反折,阴急则俯不伸。焠刺者,刺寒急也,热则筋纵不收,无用燔针。

足之阳明,手之太阳,筋急则口目为僻,眦急不能卒视,治皆如右方也。

骨 度 第 十 四

黄帝问于伯高曰:《脉度》言经脉之长短,何以立之? 伯高曰:先度其骨节之大小、广狭、长短,而脉度定矣。

黄帝曰:愿闻众人之度,人长七尺五寸者,其骨节之大小、长短各几何? 伯高曰:头之大骨围二尺六寸,胸围四尺五寸,腰围四尺二寸。发所覆者,颅至项尺二寸;发以下至颐长一尺,君子参折。

结喉以下至缺盆中长四寸,缺盆以下至髑骬长九寸,过则肺大,不满则肺小。髑骬以下至天枢长八寸,过则胃大,不及则胃小。天枢以下至横骨长六寸半,过则回肠广长,不满则狭短。横骨长六寸半,横骨上廉以下至内辅之上廉长一尺八寸,内辅之上廉以下至下廉长三寸半,内辅下廉下至内踝长一尺三寸,内踝以下至地长三寸,膝腘以下至跗属长一尺六寸,跗属以下至地长三寸。故骨围大则太过,小则不及。

角以下至柱骨长一尺,行腋中不见者长四寸,腋以下至季胁长一尺二寸,季胁以下至髀枢长六寸,髀枢以下至膝中长一尺九寸,膝以下至外踝长一尺六寸,外踝以下至京骨长三寸,京骨以下至地长一寸。

耳后当完骨者广九寸,耳前当耳门者广一尺三寸,两颧之间相去七寸,两乳之间广九寸半,两髀之间广六寸半。足长一尺二寸,广四寸半。肩至肘长一尺七寸,肘至腕长一尺二寸半,腕至中指本节长四寸,本节至其末长四寸半。项发以下至脊骨长二寸半,脊骨以下至尾骶二十一节长三尺,上节长一寸四分分之一,奇分在下,故上七节至于脊骨九寸八分分之七。

此众人骨之度也,所以立经脉之长短也。是故视其经脉之在于身也,其见浮而坚,其见明而大者,多血;细而沉者,多气也。

五十营第十五

黄帝曰:余愿闻五十营奈何? 岐伯答曰:天周二十八宿,宿三十六分,人气行一周千八分,日行二十八宿。人经脉上下、左右、前后二十八脉,周身十六丈二尺,以应二十八宿,漏水下百刻,以分昼夜。故人一呼脉再动,气行三寸;一吸脉亦再动,气行三寸;呼吸定息,气行六寸。十息,气行六尺;二十七息,气行一丈六尺二寸,日行二分;二百七十息,气行十六丈二尺,气行交通于中,一周于身,下水二刻,日行二十分有奇;五百四十息,气行再周于身,下水四刻,日行四十分有奇;二千七百息,气行十周于身,下水二十刻,日行五宿二十分;一万三千五百息,气行五十营于身,水下百刻,日行二十八宿,漏水皆尽,脉终矣。所谓交通者,并行一数也,故五十营备,得尽天地之寿矣,凡行八百一十丈也。

营气第十六

黄帝曰:营气之道,内谷为宝。谷入于胃,气传之肺,流溢于中,布散于外,精专者行于经隧,常营无已,终而复始,是谓天地之纪。

故气从太阴出,注手阳明,上行至面,注足阳明,下行至跗上,注大指间,与太阴合,上行抵脾,从脾注心中,循手少阴出腋下臂,注小指,合手太阳,上行乘腋出颐内,注目内眦,上巅下项,合足太阳,循脊下尻,下行注小指之端,循足心,注足少阴,上行注肾,从肾注心,外散于胸中,循心主脉出腋下臂,出两筋之间,入掌中,出中指之端,还注小指次指之端,合手少阳,上行注膻中,散于三焦,从三焦注胆,出胁,注足少阳,下行至跗上,复从跗注大指间,合足厥阴,上行至肝,从肝上注肺,上循喉咙,入颃颡之窍,究于畜门。其支别者,上额循巅下项中,循脊入骶,是督脉也;络阴器,上过毛中,入脐中,上循腹里,入缺盆,下注肺中,复出太阴。此营气之所行也,逆顺之常也。

脉度第十七

黄帝曰:愿闻脉度。岐伯答曰:手之六阳,从手至头,长五尺,五六三丈。手之六阴,从手至胸中,三尺五寸,三六一丈八尺,五六三尺,合二丈一尺。足之六阳,从足上至头,八尺,六八四丈八尺。足之六阴,从足至胸中,六尺五寸,六六三丈六尺,五六三尺,合三丈九尺。跷脉从足至目,七尺五寸,二七一丈四尺,二五一尺,合一丈五尺。督脉、任脉各四尺五寸,二四八尺,二五一尺,合九尺。凡都合一十六丈二尺,此气之大经隧也。经脉为里,支而横者为络,络之别者为孙,盛而血者疾诛之,盛者泻之,虚者饮药以补之。

五脏常内阅于上七窍也,故肺气通于鼻,肺和则鼻能知臭香矣;心气通于舌,心和则舌能知五味矣;肝气通于目,肝和则目能辨五色矣;脾气通于口,脾和则口能知五谷矣;肾气通于耳,肾和则耳能闻五音矣。五脏不和则七窍不通,六腑不和则留为痈。故邪在腑则阳脉不和,阳脉不和则气留之,气留之则阳气盛矣。阳气太盛则阴脉不和,阴脉不和则血留之,血留之则阴气盛矣。阴气太盛,则阳气不能荣也,故曰关。阳气太盛,则阴气弗能荣也,故曰格。阴阳俱盛,不得相荣,故曰关格。关格者,不得尽期而死也。

黄帝曰:跷脉安起安止,何气荣也?岐伯答曰:跷脉者,少阴之别,起于然骨之后,上内踝之上,直上循阴股入阴,上循胸里入缺盆,上出人迎之前,入頄属目内眦,合于太阳、阳跷而上行,气并相还则为濡目,气不荣则目不合。

黄帝曰：气独行五脏，不荣六腑，何也？岐伯答曰：气之不得无行也，如水之流，如日月之行不休，故阴脉荣其脏，阳脉荣其腑，如环之无端，莫知其纪，终而复始。其流溢之气，内溉脏腑，外濡腠理。

黄帝曰：跷脉有阴阳，何脉当其数？岐伯答曰：男子数其阳，女子数其阴，当数者为经，其不当数者为络也。

营卫生会第十八

黄帝问于岐伯曰：人焉受气？阴阳焉会？何气为营？何气为卫？营安从生？卫于焉会？老壮不同气，阴阳异位，愿闻其会。岐伯答曰：人受气于谷，谷入于胃，以传与肺，五脏六腑，皆以受气，其清者为营，浊者为卫，营在脉中，卫在脉外，营周不休，五十而复大会，阴阳相贯，如环无端。卫气行于阴二十五度，行于阳二十五度，分为昼夜，故气至阳而起，至阴而止。故曰：日中而阳陇为重阳，夜半而阴陇为重阴。故太阴主内，太阳主外，各行二十五度，分为昼夜。夜半为阴陇，夜半后而为阴衰，平旦阴尽而阳受气矣。日中为阳陇，日西而阳衰，日入阳尽而阴受气矣。夜半而大会，万民皆卧，命曰合阴，平旦阴尽而阳受气，如是无已,与天地同纪。

黄帝曰:老人之不夜瞑者,何气使然? 少壮之人不昼瞑者,何气使然? 岐伯答曰:壮者之气血盛,其肌肉滑,气道通,荣卫之行不失其常,故昼精而夜瞑。老者之气血衰,其肌肉枯,气道涩,五脏之气相搏,其营气衰少而卫气内伐,故昼不精,夜不瞑。

黄帝曰:愿闻营卫之所行,皆何道从来? 岐伯答曰:营出于中焦,卫出于上焦。

黄帝曰:愿闻上焦之所出。岐伯答曰:上焦出于胃上口,并咽以上,贯膈而布胸中,走腋,循太阴之分而行,还至阳明,上至舌,下足阳明,常行于阳二十五度,行于阴亦二十五度,一周也,故五十度而与营俱复大会于手太阴矣。黄帝曰:人有热,饮食下胃,其气未定,汗则出,或出于面,或出于背,或出于身半,其不循卫气之道而出何也? 岐伯曰:此外伤于风,内开腠理,毛蒸理泄,卫气走之,固不得循其道,此气慓悍滑疾,见开而出,故不得从其道,故命曰漏泄。

黄帝曰:愿闻中焦之所出。岐伯答曰:中焦亦并胃中,出上焦之后,此所受气者,泌糟粕,蒸津液,化其精微,上注于肺脉,乃化而为血,以奉生身,莫贵于此,故独得行于经隧,命曰营气。

黄帝曰:夫血之与气,异名同类,何谓也? 岐伯答曰：营卫者精气也，血者神气也，故血之与气，异名同类焉。故夺血者无汗，夺汗者无血，故人生有两死，而无两生。

黄帝曰：愿闻下焦之所出。岐伯答曰：下焦者，别回肠，注于膀胱而渗入焉。故水谷者，常并居于胃中，成糟粕而俱下于大肠，而成下焦，渗而俱下，济泌别汁，循下焦而渗入膀胱焉。黄帝曰：人饮酒，酒亦入胃，谷未熟而小便独先下何也？岐伯答曰：酒者熟谷之液也，其气悍以清，故后谷而入，先谷而液出焉。

黄帝曰：善。余闻上焦如雾，中焦如沤，下焦如渎，此之谓也。

四时气第十九

黄帝问于岐伯曰：夫四时之气，各不同形，百病之起，皆有所生，灸刺之道，何者为定？岐伯答曰：四时之气，各有所在，灸刺之道，得气穴为定。故春取经血脉分肉之间，甚者深刺之，间者浅刺之。夏取盛经孙络，取分间绝皮肤。秋取经俞，邪在腑，取之合。冬取井荥，必深以留之。

温疟汗不出，为五十九痏。风㽷肤胀，为五十七痏，取皮肤之血者，尽取之。飧泄，补三阴交，上补阴陵泉,皆久留之,热行乃止。转筋于阳治其阳,转筋于阴治其阴,皆卒刺之。

徒疬,先取环谷下三寸,以铍针针之,已刺而筩之,而内之,入而复出,以尽其疬,必坚束之,束缓则烦悗,束急则安静,间日一刺之,疬尽乃止。饮闭药,方刺之时徒饮之,方饮无食,方食无饮,无食他食百三十五日。

著痹不去,久寒不已,卒取其三里。肠中不便,取三里,盛泻之,虚补之。

疠风者,素刺其肿上,已刺,以锐针针其处,按出其恶气,肿尽乃止,常食方食,无食他食。

腹中常鸣,气上冲胸,喘不能久立,邪在大肠,刺肓之原、巨虚上廉、三里。

小腹控睾,引腰脊,上冲心,邪在小肠者,连睾系,属于脊,贯肝肺,络心系。气盛则厥逆,上冲肠胃,熏肝,散于肓,结于脐。故取之肓原以散之,刺太阴以予之,取厥阴以下之,取巨虚下廉以去之,按其所过之经以调之。

善呕,呕有苦,长太息,心中憺憺,恐人将捕之,邪在胆,逆在胃,胆液泄则口苦,胃气逆则呕苦,故曰呕胆。取三里以下胃气逆,则刺少阳血络以闭胆逆,却调其虚实以去其邪。饮食不下,膈塞不通,邪在胃脘在上脘则剌抑而下之，在下脘则散而去之。

小腹痛肿，不得小便，邪在三焦约，取之太阳大络，视其络脉与厥阴小络结而血者，肿上及胃脘，取三里。

睹其色，察其目，知其散复者，视其目色，以知病之存亡也。一其形，听其动静者，持气口人迎以视其脉，坚且盛且滑者病日进，脉软者病将下，诸经实者病三日已。气口候阴，人迎候阳也。

卷之五

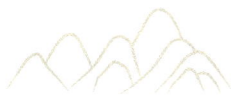

五邪第二十

邪在肺,则病皮肤痛,寒热,上气喘,汗出,咳动肩背。取之膺中外腧,背三节之傍,以手疾按之,快然乃刺之,取之缺盆中以越之。

邪在肝,则两胁中痛,寒中,恶血在内,行善掣,节时肿。取之行间以引胁下,补三里以温胃中,取血脉以散恶血,取耳间青脉以去其掣。

邪在脾胃,则病肌肉痛;阳气有余,阴气不足,则热中善饥;阳气不足,阴气有余,则寒中肠鸣腹痛;阴阳俱有余,若俱不足,则有寒有热。皆调于三里。

邪在肾,则病骨痛阴痹,阴痹者,按之而不得,腹胀腰痛,大便难,肩背颈项痛,时眩。取之涌泉、昆仑,视有血者尽取之。

邪在心,则病心痛,喜悲,时眩仆。视有余不足而调之其腧也。

寒热病第二十一

皮寒热者,不可附席,毛发焦,鼻槁腊,不得汗。

取三阳之络,以补手太阴。肌寒热者,肌痛,毛发焦而唇槁腊,不得汗。取三阳于下以去其血者,补足太阴以出其汗。骨寒热者,病无所安,汗注不休。齿未槁,取其少阴于阴股之络;齿已槁,死不治。骨厥亦然。骨痹,举节不用而痛,汗注烦心,取三阴之经补之。身有所伤,血出多,及中风寒,若有所堕坠,四支懈惰不收,名曰体惰,取其小腹脐下三结交。三结交者,阳明、太阴也,脐下三寸关元也。厥痹者,厥气上及腹,取阴阳之络,视主病也,泻阳补阴经也。

颈侧之动脉人迎。人迎,足阳明也,在婴筋之前。婴筋之后,手阳明也,名曰扶突。次脉,手少阳脉也,名曰天牖。次脉,足太阳也,名曰天柱。腋下动脉,臂太阴也,名曰天府。阳迎头痛,胸满不得息,取之人迎。暴喑气鞕,取扶突与舌本出血。暴聋气蒙,耳目不明,取天牖。暴挛痫眩,足不任身,取天柱。暴瘅内逆,肝肺相搏,血溢鼻口,取天府。此为天牖五部。

臂阳明有入頄遍齿者,名曰大迎,下齿龋取之。臂恶寒补之,不恶寒泻之。足太阳有入頄遍齿者,名曰角孙,上齿龋取之,在鼻与頄前。方病之时其脉盛,盛则泻之,虚则补之。一曰取之出眉外。足阳明有挟鼻入于面者,名曰悬颅,属口,对入系目本,头痛,引颌取之,视有过者取之,损有余,益不足,反者益甚。足太阳有通项入于脑者,正属目本,名曰眼系,头目苦痛取之,在项中两筋间,入脑乃别。阴跻、阳跻,阴阳相交,阳入阴,阴出阳,交于目锐眦,阳气盛则瞋目,阴气盛则瞑目。

热厥取足太阴、少阳,皆留之;寒厥取阳明、少阴于足,皆留之。舌纵涎下,烦悗,取足少阴。振寒洒洒,鼓颔,不得汗出,腹胀烦悗,取手太阴。

刺虚者,刺其去也;刺实者,刺其来也。春取络脉,夏取分腠,秋取气口,冬取经腧。凡此四时,各以时为齐。络脉治皮肤,分腠治肌肉,气口治筋脉,经腧治骨髓、五脏。

身有五部:伏兔一;腓二,腓者腨也;背三;五脏之俞四;项五。此五部有痈疽者死。病始手臂者,先取手阳明、太阴而汗出;病始头首者,先取项太阳而汗出;病始足胫者,先取足阳明而汗出。臂太阴可汗出,足阳明可汗出。故取阴而汗出甚者,止之于阳;取阳而汗出甚者,止之于阴。凡刺之害,中而不去则精泄,不中而去则致气;精泄则病甚而恇,致气则生为痈疽也。

癫狂第二十二

目眦外决于面者，为锐眦；在内近鼻者，为内眦。上为外眦，下为内眦。

癫疾始生，先不乐，头重痛，视举，目赤甚，作极已而烦心，候之于颜，取手太阳、阳明、太阴，血变而止。癫疾始作，而引口啼呼喘悸者，候之手阳明、太阳，左强者攻其右，右强者攻其左，血变而止。癫疾始作，先反僵，因而脊痛，候之足太阳、阳明、太阴、手太阳，血变而止。

治癫疾者，常与之居，察其所当取之处。病至，视之有过者泻之，置其血于瓠壶之中，至其发时，血独动矣。不动，灸穷骨二十壮。穷骨者，骶骨也。

骨癫疾者，顑齿诸腧分肉皆满，而骨居，汗出烦悗，呕多沃沫，气下泄，不治。筋癫疾者，身倦挛急，脉大，刺项大经之大杼。呕多沃沫，气下泄，不治。脉癫疾者，暴仆，四肢之脉皆胀而纵。脉满，尽刺之出血；不满，灸之挟项太阳，灸带脉于腰相去三寸，诸分肉本腧。呕多沃沫，气下泄，不治。癫疾者，疾发如狂者，死不治。

狂始生，先自悲也，喜忘，苦怒，善恐者，得之忧饥，治之取手太阴、阳明，血变而止，及取足太阴、阳明。狂始发，少卧不饥，自高贤也，自辩智也，自尊贵也，善骂詈，日夜不休，治之取手阳明、太阳、太阴、舌下、少阴，视脉之盛者皆取之不盛释之也。

狂，善惊、善笑、好歌乐、妄行不休者，得之大恐，治之取手阳明、太阳、太阴。狂，目妄见、耳妄闻、善呼者，少气之所生也，治之取手太阳、太阴、阳明、足太阴、头两颙。狂者多食，善见鬼神，善笑而不发于外者，得之有所大喜，治之取足太阴、太阳、阳明，后取手太阴、太阳、阳明。狂而新发，未应如此者，先取曲泉左右动脉，及盛者见血，有顷已；不已，以法取之，灸骨骶二十壮。

风逆，暴四肢肿，身漯漯，唏然时寒，饥则烦，饱则善变，取手太阴表里，足少阴、阳明之经，肉清取荥，骨清取井、经也。

厥逆为病也，足暴清，胸若将裂，肠若将以刀切之，烦而不能食，脉大小皆涩，暖取足少阴，清取足阳明，清则补之，温则泻之。厥逆腹胀满，肠鸣，胸满不得息，取之下胸二胁咳而动手者，与背腧以手按之立快者是也。内闭不得溲，刺足少阴、太阳，与骶上以长针；气逆则取其太阴、阳明、厥阴，甚取少阴、阳明动者之经也。

少气，身漯漯也，言吸吸也，骨痠体重，懈惰不能

动,补足少阴。短气,息短不属,动作气索,补足少阴,
去血络也。

热病第二十三

偏枯,身偏不用而痛,言不变,志不乱,病在分腠
之间,巨针取之,益其不足,损其有余,乃可复也。痱
之为病也,身无痛者,四肢不收,智乱不甚,其言微知,
可治;甚则不能言,不可治也。病先起于阳,后入于阴
者,先取其阳,后取其阴,浮而取之。

热病三日,而气口静、人迎躁者,取之诸阳,
五十九刺,以泻其热而出其汗,实其阴以补其不足者。
身热甚,阴阳皆静者,勿刺也;其可刺者,急取之,不汗
出则泄。所谓勿刺者,有死征也。热病七日八日,脉
口动喘而弦者,急刺之,汗且自出,浅刺手大指间。热
病七日八日,脉微小,病者溲血,口中干,一日半而死;
脉代者,一日死。热病已得汗出,而脉尚躁,喘且复
热,勿庸刺,喘甚者死。热病七日八日,脉不躁,躁不
散数,后三日中有汗;三日不汗,四日死。未曾汗者,
勿庸刺之。

热病先肤痛,窒鼻充面,取之皮,以第一针,
五十九刺;苛轸鼻,索皮于肺,不得,索之火,火者心

也。热病先身涩，倚而热，烦悗，唇嗌干，取之脉，以第一针，五十九刺；肤胀口干，寒汗出，索脉于心，不得，索之水，水者肾也。热病嗌干多饮，善惊，卧不能安，取之肤肉，以第六针，五十九刺；目眦青，索肉于脾，不得，索之木，木者肝也。热病面青脑痛，手足躁，取之筋间，以第四针于四逆；筋躄目浸，索筋于肝，不得，索之金，金者肺也。热病数惊，瘈疭而狂，取之脉，以第四针，急泻有余者；癫疾毛发去，索血于心，不得，索之水，水者肾也。热病身重骨痛，耳聋而好瞑，取之骨，以第四针，五十九刺；骨病不食，啮齿耳青，索骨于肾，不得，索之土，土者脾也。

热病不知所痛，耳聋不能自收，口干，阳热甚，阴颇有寒者，热在髓，死不可治。热病头痛，颞颥、目瘈脉痛，善衄，厥热病也，取之以第三针，视有余不足。热病体重，寒热痔，肠中热，取之以第四针，于其俞及下诸指间，索气于胃络，得气也。热病挟脐急痛，胸胁满，取之涌泉与阴陵泉，取以第四针，针嗌里。

热病而汗且出，及脉顺可汗者，取之鱼际、太渊、大都、太白，泻之则热去，补之则汗出；汗出太甚，取内踝上横脉以止之。热病已得汗，而脉尚躁盛，此阴脉之极也，死；其得汗而脉静者，生。热病脉尚盛躁而不得汗者，此阳脉之极也，死；脉盛躁得汗静者,生。

热病不可刺者有九:一曰汗不出,大颧发赤,哕者死;二曰泄而腹满甚者死;三曰目不明,热不已者死;四曰老人婴儿热而腹满者死;五曰汗不出,呕下血者死;六曰舌本烂,热不已者死;七曰咳而衄,汗不出,出不至足者死;八曰髓热者死;九曰热而痉者死,腰折,瘈疭,齿噤齘也。凡此九者,不可刺也。

所谓五十九刺者,两手外内侧各三,凡十二痏;五指间各一,凡八痏,足亦如是;头入发一寸傍三分各三,凡六痏;更入发三寸边五,凡十痏;耳前后口下者各一,项中一,凡六痏;巅上一,囟会一,发际一,廉泉一,风池二,天柱二。

气满胸中喘息,取足太阴大指之端,去爪甲如薤叶,寒则留之,热则疾之,气下乃止。心疝暴痛,取足太阴、厥阴,尽刺去其血络。喉痹舌卷,口中干,烦心心痛,臂内廉痛不可及头,取手小指次指爪甲下去端如韭叶。目中赤痛,从内眦始,取之阴跷。风痉身反折,先取足太阳之腘中及血络出血;中有寒,取三里。癃,取之阴跷及三毛上及血络出血。男子如蛊,女子如阻,身体腰脊如解,不欲饮食,先取涌泉见血,视跗上盛者,尽见血也。

厥病第二十四

厥头痛,面若肿起而烦心,取之足阳明、太阴。厥头痛,头脉痛,心悲善泣,视头动脉反盛者,刺尽去血,后调足厥阴。厥头痛,贞贞头重而痛,泻头上五行、行五,先取手少阴,后取足少阴。厥头痛,意善忘,按之不得,取头面左右动脉,后取足太阴。厥头痛,项先痛,腰脊为应,先取天柱,后取足太阳。厥头痛,头痛甚,耳前后脉涌有热,泻出其血,后取足少阳。

真头痛,头痛甚,脑尽痛,手足寒至节,死不治。头痛不可取于腧者,有所击堕,恶血在于内;若肉伤,痛未已,可即刺,不可远取也。头痛不可刺者,大痹为恶,日作者,可令少愈,不可已。头半寒痛,先取手少阳、阳明,后取足少阳、阳明。

厥心痛,与背相控,善瘈,如从后触其心,伛偻者,肾心痛也,先取京骨、昆仑,发针不已,取然谷。厥心痛,腹胀胸满,心尤痛甚,胃心痛也,取之大都、太白。厥心痛,痛如以锥针刺其心,心痛甚者,脾心痛也,取之然谷、太溪。厥心痛,色苍苍如死状,终日不得太息,肝心痛也,取之行间、太冲。厥心痛,卧若徒居,心痛间,动作痛益甚,色不变,肺心痛也,取之鱼际、太渊。

真心痛，手足清至节，心痛甚，旦发夕死，夕发旦死。心痛不可刺者，中有盛聚，不可取于腧。

肠中有虫瘕及蛟蛕，皆不可取以小针；心腹痛，惊作痛，肿聚往来上下行，痛有休止，腹热喜渴，涎出者，是蛟蛕也。以手聚按而坚持之，无令得移，以大针刺之，久持之，虫不动，乃出针也。悲腹惊痛，形中上者。

耳聋无闻，取耳中。耳鸣，取耳前动脉。耳痛不可刺者，耳中有脓，若有干耵聍，耳无闻也。耳聋，取手足小指次指爪甲上与肉交者，先取手，后取足。耳鸣，取手足中指爪甲上，左取右，右取左，先取手，后取足。

足髀不可举，侧而取之，在枢合中，以员利针，大针不可刺。病注下血，取曲泉。风痹淫泺，病不可已者，足如履冰，时如入汤中，股胫淫泺，烦心头痛，时呕时悗，眩已汗出，久则目眩，悲以喜恐，短气不乐，不出三年死也。

病本第二十五

先病而后逆者，治其本；先逆而后病者，治其本；先寒而后生病者，治其本；先病而后生寒者，治其本；先热而后生病者，治其本；先病而后生热者，治其本；

先病而后泄者,治其本;先泄而后生他病者,治其本,必且调之,乃治其他病;先病而后中满者,治其标;先中满而后烦心者,治其本。

有客气,有固气。大小便不利,治其标;大小便利,治其本。病发而有余,本而标之,先治其本,后治其标;病发而不足,标而本之,先治其标,后治其本。谨察间甚,以意调之,间者并行,甚者独行。先小大便不利而后生他病者,治其本也。

杂病第二十六

厥,挟脊而痛至顶,头沉沉然,目眈眈然,腰脊强,取足太阳腘中血络。厥,胸满面肿,唇漯漯然,暴言难,甚则不能言,取足阳明。厥,气走喉而不能言,手足清,大便不利,取足少阴。厥,而腹向向然,多寒气,腹中榖榖,便溲难,取足太阴。

嗌干,口中热如胶,取足少阴。膝中痛,取犊鼻,以员利针,针发而间之,针大如氂,刺膝无疑。喉痹不能言,取足阳明;能言,取手阳明。疟不渴,间日而作,取足阳明;渴而间日作,取手阳明。齿痛,不恶清饮,取足阳明;恶清饮,取手阳明。聋而不痛者,取足少阳;聋而痛者,取手阳明。衄而不止,衃血流,取足太阳;衄血,取手太阳;不已,刺宛骨下;不已,刺腘中出血。腰痛,痛上寒,取足太阳、阳明;痛上热,取足厥阴;不可以俯仰,取足少阳。中热而喘,取足少阴、腘中血络。喜怒而不欲食,言益少,刺足太阴;怒而多言,刺足少阳。颜痛,刺手阳明与颜之盛脉出血。项痛不可俯仰,刺足太阳;不可以顾,刺手太阳也。

小腹满大,上走胃至心,渐渐身时寒热,小便不利,取足厥阴。腹满,大便不利,腹大,亦上走胸嗌,喘息喝喝然,取足少阴。腹满,食不化,腹向向然,不能大便,取足太阴。

心痛引腰脊,欲呕,取足少阴。心痛腹胀,啬啬然大便不利,取足太阴。心痛引背,不得息,刺足少阴;不已,取手少阳。心痛引小腹满,上下无常处,便溲难,刺足厥阴。心痛但短气不足以息,刺手太阴。心痛,当九节刺之,已刺按之,立已;不已,上下求之,得之立已。

颜痛,刺足阳明曲周动脉见血,立已;不已,按人迎于经,立已。气逆上,刺膺中陷者与下胸动脉。腹痛,刺脐左右动脉,已刺按之,立已;不已,刺气街,已刺按之,立已。痿厥,为四末束悗,乃疾解之,日二,不仁者十日而知,无休,病已止。哕,以草刺鼻嚏,嚏而已;无息而疾迎引之,立已;大惊之,亦可已。

周痹第二十七

黄帝问于岐伯曰：周痹之在身也，上下移徙，随其脉上下，左右相应，间不容空，愿闻此痛，在血脉之中邪？将在分肉之间乎？何以致是？其痛之移也，间不及下针，其慉痛之时，不及定治而痛已止矣，何道使然？愿闻其故。岐伯答曰：此众痹也，非周痹也。

黄帝曰：愿闻众痹。岐伯对曰：此各在其处，更发更止，更居更起，以右应左，以左应右，非能周也，更发更休也。黄帝曰：善。刺之奈何？岐伯对曰：刺此者，痛虽已止，必刺其处，勿令复起。

帝曰：善。愿闻周痹何如？岐伯对曰：周痹者，在于血脉之中，随脉以上，随脉以下，不能左右，各当其所。黄帝曰：刺之奈何？岐伯对曰：痛从上下者，先刺其下以遏之，后刺其上以脱之；痛从下上者，先刺其上以遏之，后刺其下以脱之。

黄帝曰：善。此痛安生？何因而有名？岐伯对曰：风寒湿气，客于外分肉之间，迫切而为沫，沫得寒则聚，聚则排分肉而分裂也，分裂则痛，痛则神归之，神归之则热，热则痛解，痛解则厥，厥则他痹发，发则如是。此内不在脏，而外未发于皮，独居分肉之间，真气不能周，故命曰周痹。故刺痹者，必先切循其下之六经,视其虚实,及大络之血结而不通,及虚而脉陷空者而调之,熨而通之,其瘰坚,转引而行之。黄帝曰:善。余已得其意矣,亦得其事也。九者经巽之理,十二经脉阴阳之病也。

口问第二十八

黄帝闲居,辟左右而问于岐伯曰:余已闻九针之经,论阴阳逆顺,六经已毕,愿得口问。岐伯避席再拜曰:善乎哉问也! 此先师之所口传也。

黄帝曰:愿闻口传。岐伯答曰:夫百病之始生也,皆生于风雨寒暑,阴阳喜怒,饮食居处,大惊卒恐,则血气分离,阴阳破败,经络厥绝,脉道不通,阴阳相逆,卫气稽留,经脉虚空,血气不次,乃失其常。论不在经者,请道其方。

黄帝曰:人之欠者,何气使然? 岐伯答曰:卫气昼日行于阳,夜半则行于阴,阴者主夜,夜者卧;阳者主上,阴者主下。故阴气积于下,阳气未尽,阳引而上,阴引而下,阴阳相引,故数欠。阳气尽,阴气盛,则目瞑;阴气尽而阳气盛,则寤矣。泻足少阴,补足太阳。

黄帝曰:人之哕者,何气使然? 岐伯曰:谷入于胃,胃气上注于肺。今有故寒气与新谷气,俱还入于胃,新故相乱,真邪相攻,气并相逆,复出于胃,故为哕。补手太阴,泻足少阴。

黄帝曰:人之唏者,何气使然?岐伯曰:此阴气盛而阳气虚,阴气疾而阳气徐,阴气盛而阳气绝,故为唏。补足太阳,泻足少阴。

黄帝曰:人之振寒者,何气使然?岐伯曰:寒气客于皮肤,阴气盛,阳气虚,故为振寒寒栗,补诸阳。

黄帝曰:人之噫者,何气使然?岐伯曰:寒气客于胃,厥逆从下上散,复出于胃,故为噫。补足太阴、阳明。一曰补眉本也。

黄帝曰:人之嚏者,何气使然?岐伯曰:阳气和利,满于心,出于鼻,故为嚏。补足太阳荥、眉本。一曰眉上也。

黄帝曰:人之亸者,何气使然?岐伯曰:胃不实则诸脉虚,诸脉虚则筋脉懈惰,筋脉懈惰则行阴用力,气不能复,故为亸。因其所在,补分肉间。

黄帝曰:人之哀而泣涕出者,何气使然?岐伯曰:心者,五脏六腑之主也;目者,宗脉之所聚也,上液之道也;口鼻者,气之门户也。故悲哀愁忧则心动,心动则五脏六腑皆摇,摇则宗脉感,宗脉感则液道开,液道开故泣涕出焉。液者,所以灌精濡空窍者也,故上液之道开则泣,泣不止则液竭,液竭则精不灌,精不灌则目无所见矣,故命曰夺精。补天柱经侠颈。

黄帝曰:人之太息者,何气使然? 岐伯曰:忧思则心系急,心系急则气道约,约则不利,故太息以伸出之。补手少阴、心主、足少阳,留之也。

黄帝曰:人之涎下者,何气使然? 岐伯曰:饮食者皆入于胃,胃中有热则虫动,虫动则胃缓,胃缓则廉泉开,故涎下。补足少阴。

黄帝曰:人之耳中鸣者,何气使然? 岐伯曰:耳者,宗脉之所聚也,故胃中空则宗脉虚,虚则下,溜脉有所竭者,故耳鸣。补客主人、手大指爪甲上与肉交者也。

黄帝曰:人之自啮舌者,何气使然? 岐伯曰:此厥逆走上,脉气辈至也。少阴气至则啮舌,少阳气至则啮颊,阳明气至则啮唇矣。视主病者,则补之。

凡此十二邪者,皆奇邪之走空窍者也。故邪之所在,皆为不足。故上气不足,脑为之不满,耳为之苦鸣,头为之苦倾,目为之眩;中气不足,溲便为之变,肠为之苦鸣;下气不足,则乃为痿厥心悗。补足外踝下留之。

黄帝曰:治之奈何? 岐伯曰:肾主为欠,取足少阴;肺主为哕,取手太阴、足少阴;唏者,阴盛阳绝,故补足太阳、泻足少阴；振寒者，补诸阳；噫者，补足太阴、阳明；嚏者，补足太阳、眉本；亸，因其所在，补分肉间；泣出，补天柱经侠颈，侠颈者，头中分也；太息，补手少阴、心主，足少阳留之；涎下，补足少阴；耳鸣，补客主人、手大指爪甲上与肉交者；自啮舌，视主病者，则补之；目眩头倾，补足外踝下留之；痿厥心悗，刺足大指间上二寸留之，一曰足外踝下留之。

卷之六

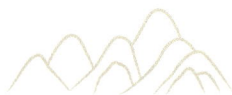

师传第二十九

黄帝曰：余闻先师，有所心藏，弗著于方。余愿闻而藏之，则而行之，上以治民，下以治身，使百姓无病，上下和亲，德泽下流，子孙无忧，传于后世，无有终时，可得闻乎？岐伯曰：远乎哉问也！夫治民与自治，治彼与治此，治小与治大，治国与治家，未有逆而能治之也，夫惟顺而已矣。顺者，非独阴阳脉气之逆顺也，百姓人民皆欲顺其志也。

黄帝曰：顺之奈何？岐伯曰：入国问俗，入家问讳，上堂问礼，临病人问所便。

黄帝曰：便病人奈何？岐伯曰：夫中热消瘅则便寒，寒中之属则便热。胃中热则消谷，令人县心善饥，脐以上皮热；肠中热则出黄如糜，脐以下皮寒。胃中寒则腹胀，肠中寒则肠鸣飧泄。胃中寒、肠中热则胀而且泄；胃中热、肠中寒则疾饥，小腹痛胀。

黄帝曰：胃欲寒饮，肠欲热饮，两者相逆，便之奈何？且夫王公大人，血食之君，骄恣从欲，轻人而无能禁之，禁之则逆其志，顺之则加其病，便之奈何？治之何先？岐伯曰：人之情，莫不恶死而乐生，告之以其败,语之以其善,导之以其所便,开之以其所苦,虽有无道之人,恶有不听者乎?

黄帝曰:治之奈何? 岐伯曰:春夏先治其标,后治其本;秋冬先治其本,后治其标。

黄帝曰:便其相逆者奈何? 岐伯曰:便此者,食饮衣服,亦欲适寒温,寒无凄怆,暑无出汗。食饮者,热无灼灼,寒无沧沧,寒温中适,故气将持,乃不致邪僻也。

黄帝曰:《本脏》以身形、肢节、䐃肉,候五脏六腑之小大焉。今夫王公大人、临朝即位之君而问焉,谁可扪循之而后答乎? 岐伯曰:身形肢节者,脏腑之盖也,非面部之阅也。

黄帝曰:五脏之气,阅于面者,余已知之矣。以肢节知而阅之奈何? 岐伯曰:五脏六腑者,肺为之盖,巨肩陷咽,候见其外。黄帝曰:善。岐伯曰:五脏六腑,心为之主,缺盆为之道,骺骨有余,以候䯏骭。黄帝曰:善。岐伯曰:肝者主为将,使之候外,欲知坚固,视目小大。黄帝曰:善。岐伯曰:脾者主为卫,使之迎粮,视唇舌好恶,以知吉凶。黄帝曰:善。岐伯曰:肾者主为外,使之远听,视耳好恶,以知其性。

黄帝曰:善。愿闻六腑之候。岐伯曰:六腑者,胃为之海,广骸大颈张胸,五谷乃容。鼻隧以长,以候大肠。唇厚人中长，以候小肠。目下果大，其胆乃横。鼻孔在外，膀胱漏泄。鼻柱中央起，三焦乃约。此所以候六腑者也。上下三等，脏安且良矣。

决气第三十

黄帝曰：余闻人有精、气、津、液、血、脉，余意以为一气耳，今乃辨为六名，余不知其所以然。岐伯曰：两神相搏，合而成形，常先身生，是谓精。何谓气？岐伯曰：上焦开发，宣五谷味，熏肤、充身、泽毛，若雾露之溉，是谓气。何谓津？岐伯曰：腠理发泄，汗出溱溱，是谓津。何谓液？岐伯曰：谷入气满，淖泽注于骨，骨属屈伸，泄泽，补益脑髓，皮肤润泽，是谓液。何谓血？岐伯曰：中焦受气取汁，变化而赤，是谓血。何谓脉？岐伯曰：壅遏营气，令无所避，是谓脉。

黄帝曰：六气者，有余不足，气之多少，脑髓之虚实，血脉之清浊，何以知之？岐伯曰：精脱者，耳聋；气脱者，目不明；津脱者，腠理开，汗大泄；液脱者，骨属屈伸不利，色夭，脑髓消，胫酸，耳数鸣；血脱者，色白，夭然不泽；脉脱者，其脉空虚。此其候也。

黄帝曰：六气者，贵贱何如？岐伯曰：六气者，各有部主也，其贵贱善恶，可为常主，然五谷与胃为大海也。

肠胃第三十一

黄帝问于伯高曰：余愿闻六腑传谷者，肠胃之小大、长短、受谷之多少奈何？伯高曰：请尽言之。谷所从出入、浅深、远近、长短之度：唇至齿长九分，口广二寸半。齿以后至会厌深三寸半，大容五合。舌重十两，长七寸，广二寸半。咽门重十两，广一寸半，至胃长一尺六寸。胃纡曲屈，伸之长二尺六寸，大一尺五寸，径五寸，大容三斗五升。小肠后附脊，左环回周迭积，其注于回肠者，外附于脐上，回运环反十六曲，大二寸半，径八分分之少半，长三丈二尺。回肠当脐，右环回周叶积而下，回运环反十六曲，大四寸，径一寸寸之少半，长二丈一尺。广肠傅脊，以受回肠，左环叶积上下，辟大八寸，径二寸寸之大半，长二尺八寸。肠胃所入至所出，长六丈四寸四分，回曲环反三十二曲也。

平人绝谷第三十二

黄帝曰：愿闻人之不食，七日而死何也？伯高曰：臣请言其故。胃大一尺五寸，径五寸，长二尺六寸，横屈,受水谷三斗五升,其中之谷常留二斗,水一斗五升而满。上焦泄气,出其精微,慓悍滑疾,下焦下溉诸肠。小肠大二寸半,径八分分之少半,长三丈二尺,受谷二斗四升,水六升三合合之大半。回肠大四寸,径一寸寸之少半,长二丈一尺,受谷一斗,水七升半。广肠大八寸,径二寸寸之大半,长二尺八寸,受谷九升三合八分合之一。肠胃之长,凡五丈八尺四寸,受水谷九斗二升一合合之大半,此肠胃所受水谷之数也。

平人则不然,胃满则肠虚,肠满则胃虚,更虚更满,故气得上下,五脏安定,血脉和利,精神乃居。故神者,水谷之精气也。故肠胃之中,常留谷二斗,水一斗五升。故平人日再后,后二升半,一日中五升,七日五七三斗五升,而留水谷尽矣。故平人不食饮七日而死者,水谷精气津液皆尽故也。

海论第三十三

黄帝问于岐伯曰:余闻刺法于夫子,夫子之所言,不离于营卫血气。夫十二经脉者,内属于腑脏,外络于肢节,夫子乃合之于四海乎? 岐伯答曰:人亦有四海、十二经水。经水者,皆注于海。海有东西南北,命曰四海。黄帝曰:以人应之奈何? 岐伯曰:人有髓海,有血海,有气海,有水谷之海,凡此四者,以应四海也。

黄帝曰:远乎哉!夫子之合人天地四海也,愿闻应之奈何?岐伯答曰:必先明知阴阳表里荥腧所在,四海定矣。

黄帝曰:定之奈何?岐伯曰:胃者为水谷之海,其腧上在气街,下至三里。冲脉者为十二经之海,其腧上在于大杼,下出于巨虚之上下廉。膻中者为气之海,其腧上在于柱骨之上下,前在于人迎。脑为髓之海,其腧上在于其盖,下在风府。

黄帝曰:凡此四海者,何利何害?何生何败?岐伯曰:得顺者生,得逆者败,知调者利,不知调者害。

黄帝曰:四海之逆顺奈何?岐伯曰:气海有余,则气满胸中,悗息面赤;气海不足,则气少不足以言。血海有余,则常想其身大,怫然不知其所病;血海不足,则常想其身小,狭然不知其所病。水谷之海有余,则腹满;水谷之海不足,则饥不受谷食。髓海有余,则轻劲多力,自过其度;髓海不足,则脑转耳鸣,胫酸眩冒,目无所见,懈怠安卧。

黄帝曰:余已闻逆顺,调之奈何?岐伯曰:审守其腧,而调其虚实,无犯其害,顺者得复,逆者必败。黄帝曰:善。

五乱第三十四

黄帝曰：经脉十二者，别为五行，分为四时，何失而乱？何得而治？岐伯曰：五行有序，四时有分，相顺则治，相逆则乱。

黄帝曰：何谓相顺而治？岐伯曰：经脉十二者，以应十二月。十二月者，分为四时。四时者，春秋冬夏，其气各异，营卫相随，阴阳已和，清浊不相干，如是则顺之而治。

黄帝曰：何谓相逆而乱？岐伯曰：清气在阴，浊气在阳，营气顺脉，卫气逆行，清浊相干，乱于胸中，是谓大悗。故气乱于心，则烦心密嘿，俯首静伏。乱于肺，则俯仰喘喝，接手以呼。乱于肠胃，则为霍乱。乱于臂胫，则为四厥。乱于头，则为厥逆，头重眩仆。

黄帝曰：五乱者，刺之有道乎？岐伯曰：有道以来，有道以去，审知其道，是谓身宝。黄帝曰：善。愿闻其道。岐伯曰：气在于心者，取之手少阴、心主之俞。气在于肺者，取之手太阴荣、足少阴俞。气在于肠胃者，取之足太阴、阳明，不下者，取之三里。气在于头者，取之天柱、大杼，不知，取足太阳荣俞。气在于臂足，取之先去血脉，后取其阳明、少阳之荣俞。

黄帝曰：补泻奈何？岐伯曰：徐入徐出，谓之导気。补泻无形,谓之同精。是非有余不足也,乱气之相逆也。黄帝曰:允乎哉道,明乎哉论,请著之玉版,命曰治乱也。

胀论第三十五

黄帝曰:脉之应于寸口,如何而胀? 岐伯曰:其脉大坚以涩者,胀也。黄帝曰:何以知脏腑之胀也? 岐伯曰:阴为脏,阳为腑。

黄帝曰:夫气之令人胀也,在于血脉之中耶? 脏腑之内乎? 岐伯曰:三者皆存焉,然非胀之舍也。黄帝曰:愿闻胀之舍。岐伯曰:夫胀者,皆在于脏腑之外,排脏腑而郭胸胁,胀皮肤,故命曰胀。

黄帝曰:脏腑之在胸胁腹里之内也,若匣匮之藏禁器也,各有次舍,异名而同处,一域之中,其气各异,未解其意,愿闻其故。岐伯曰:夫胸腹者,脏腑之郭也。膻中者,心主之宫城也。胃者,太仓也。咽喉、小肠者,传送也。胃之五窍者,闾里门户也。廉泉玉英者,津液之道也。故五脏六腑者,各有畔界,其病各有形状。营气循脉,卫气逆为脉胀;卫气并脉循分为肤胀。三里而泻,近者一下,远者三下,无问虚实,工在疾泻。

黄帝曰：愿闻胀形。岐伯曰：夫心胀者，烦心短气，卧不安。肺胀者，虚满而喘咳。肝胀者，胁下满而痛引小腹。脾胀者，善哕，四肢烦悗，体重不能胜衣，卧不安。肾胀者，腹满引背央央然，腰髀痛。六腑胀：胃胀者，腹满，胃脘痛，鼻闻焦臭，妨于食，大便难。大肠胀者，肠鸣而痛濯濯，冬日重感于寒，则飧泄不化。小肠胀者，少腹䐜胀，引腰而痛。膀胱胀者，少腹满而气癃。三焦胀者，气满于皮肤中，轻轻然而不坚。胆胀者，胁下痛胀，口中苦，善太息。凡此诸胀者，其道在一，明知逆顺，针数不失。泻虚补实，神去其室，致邪失正，真不可定，粗之所败，谓之夭命。补虚泻实，神归其室，久塞其空，谓之良工。

黄帝曰：胀者焉生？何因而有？岐伯曰：卫气之在身也，常然并脉循分肉，行有逆顺，阴阳相随，乃得天和，五脏更始，四时循序，五谷乃化。然后厥气在下，营卫留止，寒气逆上，真邪相攻，两气相搏，乃合为胀也。黄帝曰：善。何以解惑？岐伯曰：合之于真，三合而得。帝曰：善。

黄帝问于岐伯曰：《胀论》言：无问虚实，工在疾泻，近者一下，远者三下。今有其三而不下者，其过焉在？岐伯对曰：此言陷于肉肓而中气穴者也。不中气穴则气内闭，针不陷肓则气不行，上越中肉则卫气相乱,阴阳相逐。其于胀也,当泻不泻,气故不下,三而不下,必更其道,气下乃止,不下复始,可以万全,乌有殆者乎!其于胀也,必审其胗,当泻则泻,当补则补,如鼓应桴,恶有不下者乎!

五癃津液别第三十六

黄帝问于岐伯曰:水谷入于口,输于肠胃,其液别为五。天寒衣薄则为溺与气,天热衣厚则为汗;悲哀气并则为泣;中热胃缓则为唾。邪气内逆,则气为之闭塞而不行,不行则为水胀,余知其然也,不知其何由生,愿闻其道。

岐伯曰:水谷皆入于口,其味有五,各注其海,津液各走其道。故上焦出气,以温肌肉,充皮肤,为津;其留而不行者,为液。天暑衣厚则腠理开,故汗出;寒留于分肉之间,聚沫则为痛。天寒则腠理闭,气涩不行,水下流于膀胱,则为溺与气。

五脏六腑,心为之主,耳为之听,目为之候,肺为之相,肝为之将,脾为之卫,肾为之主外。故五脏六腑之津液,尽上渗于目,心悲气并则心系急,心系急则肺举,肺举则液上溢。夫心系急,肺不能常举,乍上乍下,故咳而泣出矣。

中热则胃中消谷,消谷则虫上下作,肠胃充郭故胃缓,胃缓则气逆,故唾出。

五谷之津液,和合而为膏者,内渗入于骨空,补益脑髓,而下流于阴股。阴阳不和,则使液溢而下流于阴,髓液皆减而下,下过度则虚,虚故腰背痛而胫酸。

阴阳气道不通,四海闭塞,三焦不泻,津液不化,水谷并行肠胃之中,别于回肠,留于下焦,不得渗膀胱,则下焦胀,水溢则为水胀。此津液五别之逆顺也。

五阅五使第三十七

黄帝问于岐伯曰:余闻刺有五官五阅,以观五气。五气者,五脏之使也,五时之副也。愿闻其五使当安出?岐伯曰:五官者,五脏之阅也。黄帝曰:愿闻其所出,令可为常。岐伯曰:脉出于气口,色见于明堂,五色更出,以应五时,各如其常,经气入脏,必当治里。

帝曰:善。五色独决于明堂乎?岐伯曰:五官已辨,阙庭必张,乃立明堂。明堂广大,蕃蔽见外,方壁高基,引垂居外,五色乃治,平博广大,寿中百岁。见此者,刺之必已,如是之人者,血气有余,肌肉坚致,故可苦已针。

黄帝曰:愿闻五官。岐伯曰:鼻者,肺之官也;目者,肝之官也;口唇者,脾之官也;舌者,心之官也;耳者,肾之官也。黄帝曰:以官何候? 岐伯曰:以候五脏。故肺病者,喘息鼻张;肝病者,眦青;脾病者,唇黄;心病者,舌卷短,颧赤;肾病者,颧与颜黑。

黄帝曰:五脉安出,五色安见,其常色殆者如何? 岐伯曰:五官不辨,阙庭不张,小其明堂,蕃蔽不见,又埤其墙,墙下无基,垂角去外,如是者,虽平常殆,况加疾哉!

黄帝曰:五色之见于明堂,以观五脏之气,左右高下,各有形乎? 岐伯曰:腑脏之在中也,各以次舍,左右上下,各如其度也。

逆顺肥瘦第三十八

黄帝问于岐伯曰:余闻针道于夫子,众多毕悉矣。夫子之道应若失,而据未有坚然者也,夫子之问学熟乎? 将审察于物而心生之乎? 岐伯曰:圣人之为道者,上合于天,下合于地,中合于人事,必有明法,以起度数,法式检押,乃后可传焉。故匠人不能释尺寸而意短长,废绳墨而起平水也,工人不能置规而为圆,去矩而为方。知用此者,固自然之物,易用之教,逆顺之常也。

黄帝曰：愿闻自然奈何？岐伯曰：临深决水，不用功力，而水可竭也；循掘决冲，而经可通也。此言气之滑涩，血之清浊，行之逆顺也。

黄帝曰：愿闻人之白黑、肥瘦、少长，各有数乎？岐伯曰：年质壮大，血气充盈，肤革坚固，因加以邪，刺此者，深而留之。此肥人也。广肩腋，项肉薄，厚皮而黑色，唇临临然，其血黑以浊，其气涩以迟，其为人也，贪于取与，刺此者，深而留之，多益其数也。

黄帝曰：刺瘦人奈何？岐伯曰：瘦人者，皮薄色少，肉廉廉然，薄唇轻言，其血清气滑，易脱于气，易损于血，刺此者，浅而疾之。

黄帝曰：刺常人奈何？岐伯曰：视其白黑，各为调之，其端正敦厚者，其血气和调，刺此者，无失常数也。

黄帝曰：刺壮士真骨者奈何？岐伯曰：刺壮士真骨，坚肉缓节监监然，此人重则气涩血浊，刺此者，深而留之，多益其数；劲则气滑血清，刺此者，浅而疾之。

黄帝曰：刺婴儿奈何？岐伯曰：婴儿者，其肉脆血少气弱，刺此者，以毫针，浅刺而疾发针，日再可也。

黄帝曰：临深决水奈何？岐伯曰：血清气滑，疾泻之，则气竭焉。黄帝曰：循掘决冲奈何？岐伯曰：血浊气涩，疾泻之，则经可通也。

黄帝曰：脉行之逆顺奈何？岐伯曰：手之三阴，从脏走手；手之三阳，从手走头；足之三阳，从头走足；足之三阴，从足走腹。

黄帝曰：少阴之脉独下行何也？岐伯曰：不然。夫冲脉者，五脏六腑之海也，五脏六腑皆禀焉。其上者，出于颃颡，渗诸阳，灌诸精；其下者，注少阴之大络，出于气街，循阴股内廉，入腘中，伏行骭骨内，下至内踝之后属而别；其下者，并于少阴之经，渗三阴；其前者，伏行出跗属，下循跗，入大指间，渗诸络而温肌肉。故别络结则跗上不动，不动则厥，厥则寒矣。黄帝曰：何以明之？岐伯曰：以言导之，切而验之，其非必动，然后乃可明逆顺之行也。

黄帝曰：窘乎哉！圣人之为道也，明于日月，微于毫厘，其非夫子，孰能道之也。

血络论第三十九

黄帝曰：愿闻其奇邪而不在经者。岐伯曰：血络是也。黄帝曰：刺血络而仆者何也？血出而射者何也？血出黑而浊者何也？血出清而半为汁者何也？发针而肿者何也？血出若多若少而面色苍苍者何也？发针而面色不变而烦悗者何也？多出血而不动摇者何也？愿闻其故。

岐伯曰：脉气盛而血虚者，刺之则脱气，脱气则仆。血气俱盛而阴气多者，其血滑，刺之则射；阳气蓄积，久留而不泻者，其血黑以浊，故不能射。新饮而液渗于络，而未合和于血也，故血出而汁别焉；其不新饮者，身中有水，久则为肿。阴气积于阳，其气因于络，故刺之血未出而气先行，故肿。阴阳之气，其新相得而未和合，因而泻之，则阴阳俱脱，表里相离，故脱色而苍苍然。刺之血出多，色不变而烦悗者，刺络而虚经，虚经之属于阴者，阴脱故烦悗。阴阳相得而合为痹者，此为内溢于经，外注于络，如是者，阴阳俱有余，虽多出血而弗能虚也。

黄帝曰：相之奈何？岐伯曰：血脉盛者，坚横以赤，上下无常处，小者如针，大者如筋，则而泻之万全也，故无失数矣。失数而反，各如其度。

黄帝曰：针入而肉著者何也？岐伯曰：热气因于针，则针热，热则肉著于针，故坚焉。

阴阳清浊第四十

黄帝曰：余闻十二经脉，以应十二经水者，其五色各异，清浊不同，人之血气若一，应之奈何？岐伯曰：

人之血气苟能若一,则天下为一矣,恶有乱者乎?

黄帝曰:余问一人,非问天下之众。岐伯曰:夫一人者亦有乱气,天下之众亦有乱人,其合为一耳。

黄帝曰:愿闻人气之清浊。岐伯曰:受谷者浊,受气者清。清者注阴,浊者注阳。浊而清者,上出于咽;清而浊者,则下行。清浊相干,命曰乱气。

黄帝曰:夫阴清而阳浊,浊者有清,清者有浊,清浊别之奈何? 岐伯曰:气之大别,清者上注于肺,浊者下走于胃。胃之清气,上出于口;肺之浊气,下注于经,内积于海。

黄帝曰:诸阳皆浊,何阳独甚乎? 岐伯曰:手太阳独受阳之浊,手太阴独受阴之清。其清者上走空窍,其浊者下行诸经。诸阴皆清,足太阴独受其浊。

黄帝口:治之奈何? 岐伯曰:清者其气滑,浊者其气涩,此气之常也。故刺阴者,深而留之;刺阳者,浅而疾之;清浊相干者,以数调之也。

卷之七

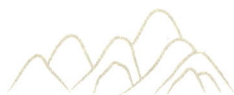

阴阳系日月第四十一

黄帝曰：余闻天为阳，地为阴，日为阳，月为阴，其合之于人奈何？岐伯曰：腰以上为天，腰以下为地，故天为阳，地为阴。故足之十二经脉，以应十二月，月生于水，故在下者为阴。手之十指，以应十日，日主火，故在上者为阳。

黄帝曰：合之于脉奈何？岐伯曰：寅者正月之生阳也，主左足之少阳；未者六月，主右足之少阳。卯者二月，主左足之太阳；午者五月，主右足之太阳。辰者三月，主左足之阳明；巳者四月，主右足之阳明，此两阳合于前，故曰阳明。申者七月之生阴也，主右足之少阴；丑者十二月，主左足之少阴。酉者八月，主右足之太阴；子者十一月，主左足之太阴。戌者九月，主右足之厥阴；亥者十月，主左足之厥阴，此两阴交尽，故曰厥阴。

甲主左手之少阳，己主右手之少阳。乙主左手之太阳，戊主右手之太阳。丙主左手之阳明，丁主右手之阳明，此两火并合，故为阳明。庚主右手之少阴，癸主左手之少阴。辛主右手之太阴，壬主左手之太阴。

故足之阳者,阴中之少阳也;足之阴者,阴中之太阴也;手之阳者,阳中之太阳也;手之阴者,阳中之少阴也。腰以上者为阳,腰以下者为阴。

其于五脏也,心为阳中之太阳,肺为阳中之少阴,肝为阴中之少阳,脾为阴中之至阴,肾为阴中之太阴。

黄帝曰:以治之奈何?岐伯曰:正月、二月、三月,人气在左,无刺左足之阳;四月、五月、六月,人气在右,无刺右足之阳;七月、八月、九月,人气在右,无刺右足之阴,十月、十一月、十二月,人气在左,无刺左足之阴。

黄帝曰:五行以东方为甲乙木,王春,春者苍色,主肝,肝者足厥阴也。今乃以甲为左手之少阳,不合于数,何也?岐伯曰:此天地之阴阳也,非四时五行之以次行也。且夫阴阳者,有名而无形,故数之可十,离之可百,散之可千,推之可万,此之谓也。

病传第四十二

黄帝曰:余受九针于夫子,而私览于诸方,或有导引行气、乔摩、灸熨、刺焫、饮药之一者,可独守耶,将尽行之乎?岐伯曰:诸方者,众人之方也,非一人之所尽行也。

黄帝曰：此乃所谓守一勿失，万物毕者也。今余已闻阴阳之要，虚实之理，倾移之过，可治之属，愿闻病之变化，淫传绝败而不可治者，可得闻乎？岐伯曰：要乎哉问！道，昭乎其如日醒，窘乎其如夜瞑，能被而服之，神与俱成，毕将服之，神自得之，生神之理，可著于竹帛，不可传于子孙。

黄帝曰：何谓日醒？岐伯曰：明于阴阳，如惑之解，如醉之醒。黄帝曰：何谓夜瞑？岐伯曰：暗乎其无声，漠乎其无形，折毛发理，正气横倾，淫邪泮衍，血脉传溜，大气入脏，腹痛下淫，可以致死，不可以致生。

黄帝曰：大气入脏奈何？岐伯曰：病先发于心，一日而之肺，三日而之肝，五日而之脾，三日不已死。冬夜半，夏日中。

病先发于肺，三日而之肝，一日而之脾，五日而之胃，十日不已死。冬日入，夏日出。

病先发于肝，三日而之脾，五日而之胃，三日而之肾，三日不已死。冬日入，夏早食。

病先发于脾，一日而之胃，二日而之肾，三日而之膂膀胱，十日不已死。冬人定，夏晏食。

病先发于胃，五日而之肾，三日而之膂膀胱，五日而上之心，二日不已死。冬夜半，夏日昳。

病先发于肾，三日而之膂膀胱，三日而上之心，三日而之小肠，三日不已死。冬大晨，夏晏晡。

病先发于膀胱，五日而之肾，一日而之小肠，一日而之心，二日不已死。冬鸡鸣，夏下晡。

诸病以次相传，如是者皆有死期，不可刺也。间一脏及二、三、四脏者，乃可刺也。

淫邪发梦第四十三

黄帝曰：愿闻淫邪泮衍奈何？岐伯曰：正邪从外袭内，而未有定舍，反淫于脏，不得定处，与营卫俱行，而与魂魄飞扬，使人卧不得安而喜梦。气淫于腑，则有余于外，不足于内；气淫于脏，则有余于内，不足于外。

黄帝口：有余不足有形乎？岐伯曰：阴气盛，则梦涉大水而恐惧；阳气盛，则梦大火而燔焫；阴阳俱盛，则梦相杀。上盛则梦飞，下盛则梦堕。甚饥则梦取，甚饱则梦予。肝气盛则梦怒；肺气盛则梦恐惧、哭泣、飞扬；心气盛则梦善笑、恐畏；脾气盛则梦歌乐，身体重不举；肾气盛则梦腰脊两解不属。凡此十二盛者，至而泻之，立已。

厥气客于心，则梦见丘山烟火；客于肺，则梦飞扬，见金铁之奇物；客于肝，则梦见山林树木；客于脾,则梦见丘陵大泽,坏屋风雨;客于肾,则梦临渊,没居水中;客于膀胱,则梦游行;客于胃,则梦饮食;客于大肠,则梦田野;客于小肠,则梦聚邑冲衢;客于胆,则梦斗讼自刭;客于阴器,则梦接内;客于项,则梦斩首;客于胫,则梦行走而不能前,及居深地窌苑中;客于股肱,则梦礼节拜起;客于胞䐈,则梦溲便。凡此十五不足者,至而补之,立已也。

顺气一日分为四时第四十四

黄帝曰:夫百病之所始生者,必起于燥湿寒暑风雨,阴阳喜怒,饮食居处,气合而有形,得脏而有名,余知其然也。夫百病者,多以旦慧、昼安、夕加、夜甚何也? 岐伯曰:四时之气使然。

黄帝曰:愿闻四时之气。岐伯曰:春生、夏长、秋收、冬藏,是气之常也,人亦应之。以一日分为四时,朝则为春,日中为夏,日入为秋,夜半为冬。朝则人气始生,病气衰,故旦慧;日中人气长,长则胜邪,故安;夕则人气始衰,邪气始生,故加,夜半人气入脏,邪气独居于身,故甚也。

黄帝曰:其时有反者何也? 岐伯曰:是不应四时之气,脏独主其病者,是必以脏气之所不胜时者甚,以其所胜时者起也。

黄帝曰：治之奈何？岐伯曰：顺天之时，而病可与期。顺者为工，逆者为粗。

黄帝曰：善。余闻刺有五变，以主五输，愿闻其数。岐伯曰：人有五脏，五脏有五变，五变有五输，故五五二十五输，以应五时。

黄帝曰：愿闻五变。岐伯曰：肝为牡脏，其色青，其时春，其日甲乙，其音角，其味酸。心为牡脏，其色赤，其时夏，其日丙丁，其音徵，其味苦。脾为牝脏，其色黄，其时长夏，其日戊己，其音宫，其味甘。肺为牝脏，其色白，其时秋，其日庚辛，其音商，其味辛。肾为牝脏，其色黑，其时冬，其日壬癸，其音羽，其味咸。是为五变。

黄帝曰：以主五输奈何？岐伯曰：脏主冬，冬刺井；色主春，春刺荥；时主夏，夏刺俞；音主长夏，长夏刺经；味主秋，秋刺合。是谓五变以主五输。

黄帝曰：诸原安合，以致六输？岐伯曰：原独不应五时，以经合之，以应其数，故六六三十六输。

黄帝曰：何谓脏主冬，时主夏，音主长夏，味主秋，色主春？愿闻其故。岐伯曰：病在脏者，取之井；病变于色者，取之荥；病时间时甚者，取之俞；病变于音者，取之经；经满而血者，病在胃及以饮食不节得病

外揣第四十五

黄帝曰:余闻《九针》九篇,余亲受其调,颇得其意。夫九针者,始于一而终于九,然未得其要道也。夫九针者,小之则无内,大之则无外,深不可为下,高不可为盖,恍惚无穷,流溢无极,余知其合于天道、人事、四时之变也,然余愿杂之毫毛,浑束为一,可乎?岐伯曰:明乎哉问也!非独针道焉,夫治国亦然。

黄帝曰:余愿闻针道,非国事也。岐伯曰:夫治国者,夫惟道焉,非道,何可小大深浅杂合而为一乎?

黄帝曰:愿卒闻之。岐伯曰:日与月焉,水与镜焉,鼓与响焉。夫日月之明,不失其影;水镜之察,不失其形;鼓响之应,不后其声。动摇则应和,尽得其情。

黄帝曰:窘乎哉!昭昭之明不可蔽。其不可蔽,不失阴阳也。合而察之,切而验之,见而得之,若清水明镜之不失其形也。五音不彰,五色不明,五脏波荡,若是则内外相袭,若鼓之应桴,响之应声,影之似形。故远者司外揣内,近者司内揣外,是谓阴阳之极,天地之盖,请藏之灵兰之室,弗敢使泄也。

五变第四十六

黄帝问于少俞曰：余闻百疾之始期也，必生于风雨寒暑，循毫毛而入腠理，或复还，或留止，或为风肿汗出，或为消瘅，或为寒热，或为留痹，或为积聚，奇邪淫溢，不可胜数，愿闻其故。夫同时得病，或病此，或病彼，意者天之为人生风乎，何其异也？少俞曰：夫天之生风者，非以私百姓也，其行公平正直，犯者得之，避者得无殆，非求人而人自犯之。

黄帝曰：一时遇风，同时得病，其病各异，愿闻其故。少俞曰：善乎哉问！请论以比匠人。匠人磨斧斤、砺刀削斵材木，木之阴阳尚有坚脆，坚者不入，脆者皮弛，至其交节，而缺斤斧焉。夫一木之中，坚脆不同，坚者则刚，脆者易伤，况其材木之不同，皮之厚薄，汁之多少，而各异耶？夫木之早花先生叶者，遇春霜烈风，则花落而叶萎；久曝大旱，则脆木薄皮者，枝条汁少而叶萎；久阴淫雨，则薄皮多汁者，皮溃而漉；卒风暴起，则刚脆之木，枝折杌伤；秋霜疾风，则刚脆之木，根摇而叶落。凡此五者，各有所伤，况于人乎！

黄帝曰：以人应木奈何？少俞答曰：木之所伤也，皆伤其枝，枝之刚脆而坚，未成伤也。人之有常病也，亦因其骨节皮肤腠理之不坚固者，邪之所舍也，故常为病也。

黄帝曰：人之善病风厥漉汗者，何以候之？少俞答曰：肉不坚，腠理疏，则善病风。黄帝曰：何以候肉之不坚也？少俞答曰：䐃肉不坚而无分理者，肉不坚；肤粗而皮不致者，腠理疏。此言其浑然者。

黄帝曰：人之善病消瘅者，何以候之？少俞答曰：五脏皆柔弱者，善病消瘅。黄帝曰：何以知五脏之柔弱也？少俞答曰：夫柔弱者，必有刚强，刚强多怒，柔者易伤也。黄帝曰：何以候柔弱之与刚强？少俞答曰：此人薄皮肤，而目坚固以深者，长衡直扬，其心刚，刚则多怒，怒则气上逆，胸中蓄积，血气逆留，䏶皮充肌，血脉不行，转而为热，热则消肌肤，故为消瘅。此言其人暴刚而肌肉弱者也。

黄帝曰：人之善病寒热者，何以候之？少俞答曰：小骨弱肉者，善病寒热。黄帝曰：何以候骨之小大，肉之坚脆，色之不一也？少俞答曰：颧骨者，骨之本也。颧大则骨大，颧小则骨小。皮肤薄而其肉无䐃，其臂懦懦然，其地色炲然，不与其天同色，污然独异，此其候也。然臂薄者，其髓不满，故善病寒热也。

黄帝曰：何以候人之善病痹者？少俞答曰：粗理而肉不坚者，善病痹。黄帝曰：痹之高下有处乎？少俞答曰：欲知其高下者，各视其部。

黄帝曰：人之善病肠中积聚者，何以候之？少俞答曰：皮肤薄而不泽，肉不坚而淖泽。如此则肠胃恶，恶则邪气留止，积聚乃作；脾胃之间，寒温不次，邪气稍至，稽积留止，大聚乃起。

黄帝曰：余闻病形，已知之矣，愿闻其时。少俞答曰：先立其年，以知其时。时高则起，时下则殆，虽不陷下，当年有冲通，其病必起，是谓因形而生病。五变之纪也。

本脏第四十七

黄帝问于岐伯曰：人之血气精神者，所以奉生而周于性命者也。经脉者，所以行血气而营阴阳，濡筋骨，利关节者也。卫气者，所以温分肉，充皮肤，肥腠理，司开阖者也。志意者，所以御精神，收魂魄，适寒温，和喜怒者也。是故血和则经脉流行，营复阴阳，筋骨劲强，关节清利矣。卫气和则分肉解利，皮肤调柔，腠理致密矣。志意和则精神专直，魂魄不散，悔怒不起，五脏不受邪矣。寒温和则六腑化谷，风痹不作，经脉通利，肢节得安矣。此人之常平也。五脏者，所以藏精神血气魂魄者也。六腑者，所以化水谷而行津液者也。此人之所以具受于天也，愚智贤不肖无以相倚也。然有其独尽天寿，而无邪僻之病，百年不衰，虽犯风雨卒寒大暑，犹弗能害也。有其不离屏蔽室内，无怵惕之恐，然犹不免于病，何也？愿闻其故。岐伯对曰：窘乎哉问也！五脏者，所以参天地，副阴阳，而连四时，化五节者也。五脏者，固有小大、高下、坚脆、端正、偏倾者；六腑亦有小大、长短、厚薄、结直、缓急。凡此二十五者各不同，或善或恶，或吉或凶，请言其方。

心小则安，邪弗能伤，易伤以忧；心大则忧不能伤，易伤于邪。心高则满于肺中，悗而善忘，难开以言；心下则脏外，易伤于寒，易恐以言。心坚则脏安守固；心脆则善病消瘅热中。心端正则和利难伤；心偏倾则操持不一，无守司也。

肺小则安，少饮，不病喘喝；肺大则多饮，善病胸痹、喉痹、逆气。肺高则上气，肩息咳；肺下则居贲迫肺，善胁下痛。肺坚则不病咳上气；肺脆则苦病消瘅易伤。肺端正则和利难伤；肺偏倾则胸偏痛也。

肝小则脏安，无胁下之病；肝大则逼胃迫咽，迫咽则苦膈中，且胁下痛。肝高则上支贲，且胁悗，为息贲；肝下则逼胃，胁下空，胁下空则易受邪。肝坚则脏安难伤；肝脆则善病消瘅易伤。肝端正则和利难伤；肝偏倾则胁下痛也。

脾小则脏安，难伤于邪也；脾大则苦凑胁而痛，不能疾行。脾高则胁引季胁而痛；脾下则下加于大肠，下加于大肠则脏苦受邪。脾坚则脏安难伤；脾脆则善病消瘅易伤。脾端正则和利难伤；脾偏倾则善满善胀也。

肾小则脏安难伤；肾大则善病腰痛，不可以俯仰，易伤以邪。肾高则苦背膂痛，不可以俯仰；肾下则腰尻痛，不可以俯仰，为狐疝。肾坚则不病腰背痛；肾脆则善病消瘅易伤。肾端正则和利难伤；肾偏倾则苦腰尻痛也。凡此二十五变者，人之所苦常病也。

黄帝曰：何以知其然也？岐伯曰：赤色小理者心小，粗理者心大。无髑骺者心高，髑骺小短举者心下。髑骺长者心坚，髑骺弱小以薄者心脆。髑骺直下不举者心端正，髑骺倚一方者心偏倾也。

白色小理者肺小，粗理者肺大。巨肩反膺陷喉者肺高，合腋张胁者肺下。好肩背厚者肺坚，肩背薄者肺脆。背膺厚者肺端正，胁偏疏者肺偏倾也。

青色小理者肝小，粗理者肝大。广胸反骹者肝高，合胁兔骹者肝下。胸胁好者肝坚，胁骨弱者肝脆。膺腹好相得者肝端正，胁骨偏举者肝偏倾也。

黄色小理者脾小，粗理者脾大。揭唇者脾高，唇下纵者脾下。唇坚者脾坚，唇大而不坚者脾脆。唇上下好者脾端正，唇偏举者脾偏倾也。

黑色小理者肾小，粗理者肾大。高耳者肾高，耳后陷者肾下。耳坚者肾坚，耳薄不坚者肾脆。耳好前居牙车者肾端正，耳偏高者肾偏倾也。凡此诸变者，持则安，减则病也。

帝曰：善。然非余之所问也。愿闻人之有不可病者，至尽天寿，虽有深忧大恐，怵惕之志，犹不能减也，甚寒大热，不能伤也；其有不离屏蔽室内，又无怵惕之恐，然不免于病者，何也？愿闻其故。岐伯曰：五脏六腑，邪之舍也，请言其故。五脏皆小者，少病，苦燋心，大愁忧；五脏皆大者，缓于事，难使以忧。五脏皆高者，好高举措；五脏皆下者，好出人下。五脏皆坚者，无病；五脏皆脆者，不离于病。五脏皆端正者，和利得人心；五脏皆偏倾者，邪心而善盗，不可以为人平，反复言语也。

黄帝曰：愿闻六腑之应。岐伯答曰：肺合大肠，大肠者，皮其应；心合小肠，小肠者，脉其应；肝合胆，胆者，筋其应；脾合胃，胃者，肉其应；肾合三焦膀胱，三焦膀胱者，腠理毫毛其应。

黄帝曰：应之奈何？岐伯曰：肺应皮。皮厚者大肠厚，皮薄者大肠薄，皮缓腹裹大者大肠大而长，皮急者大肠急而短，皮滑者大肠直，皮肉不相离者大肠结。

心应脉，皮厚者脉厚，脉厚者小肠厚；皮薄者脉薄，脉薄者小肠薄；皮缓者脉缓，脉缓者小肠大而长；皮薄而脉冲小者，小肠小而短；诸阳经脉皆多纡屈者，小肠结。

脾应肉，肉䐃坚大者胃厚，肉䐃么者胃薄，肉䐃小而么者胃不坚，肉䐃不称身者胃下，胃下者，下管约不利。肉䐃不坚者胃缓，肉䐃无小果累者胃急，肉䐃多小果累者胃结，胃结者，上管约不利也。

肝应爪，爪厚色黄者胆厚，爪薄色红者胆薄，爪坚色青者胆急，爪濡色赤者胆缓，爪直色白无纹者胆直，爪恶色黑多纹者胆结也。

肾应骨，密理厚皮者三焦膀胱厚，粗理薄皮者三焦膀胱薄，疏腠理者三焦膀胱缓，皮急而无毫毛者三焦膀胱急，毫毛美而粗者三焦膀胱直，稀毫毛者三焦膀胱结也。

黄帝曰：厚薄美恶皆有形，愿闻其所病。岐伯答曰：视其外应，以知其内脏，则知所病矣。

卷之八

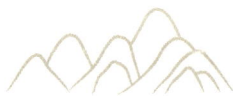

禁服第四十八

雷公问于黄帝曰：细子得受业，通于《九针》六十篇，旦暮勤服之，久者编绝，近者简垢，然尚讽诵弗置，未尽解于意矣。《外揣》言浑束为一，未知所谓也。夫大则无外，小则无内，大小无极，高下无度，束之奈何？士之才力，或有厚薄，智虑褊浅，不能博大深奥，自强于学未若细子。细子恐其散于后世，绝于子孙，敢问约之奈何？黄帝曰：善乎哉问也！此先师之所禁，坐私传之也，割臂歃血之盟也，子若欲得之，何不斋乎？

雷公再拜而起曰：请闻命于是也。乃斋宿三日而请曰：敢问今日正阳，细子愿以受盟。黄帝乃与俱入斋室，割臂歃血。黄帝亲祝曰：今日正阳，歃血传方，有敢背此言者，必受其殃。雷公再拜曰：细子受之。黄帝乃左握其手，右授之书，曰：慎之慎之，吾为子言之。

凡刺之理，经脉为始，营其所行，知其度量，内次五脏，外别六腑，审察卫气，为百病母，调其虚实，虚实乃止，泻其血络，血尽不殆矣。雷公曰：此皆细子之所以通,未知其所约也。黄帝曰:夫约方者,犹约囊也,囊满而弗约则输泄,方成弗约则神弗与俱。雷公曰:愿为下材者,勿满而约之。黄帝曰:未满而知约之以为工,不可以为天下师。

雷公曰:愿闻为工。黄帝曰:寸口主中,人迎主外,两者相应,俱往俱来,若引绳大小齐等,春夏人迎微大,秋冬寸口微大,如是者名曰平人。

人迎大一倍于寸口,病在足少阳;一倍而躁,在手少阳。人迎二倍,病在足太阳;二倍而躁,病在手太阳。人迎三倍,病在足阳明;三倍而躁,病在手阳明。盛则为热,虚则为寒,紧则为痛痹,代则乍甚乍间。盛则泻之,虚则补之,紧痛则取之分肉,代则取血络且饮药,陷下则灸之,不盛不虚以经取之,名曰经刺。人迎四倍者,且大且数,名口溢阳。溢阳为外格,死不治。必审按其本末,察其寒热,以验其脏腑之病。

寸口大于人迎一倍,病在足厥阴;一倍而躁,在手心主。寸口二倍,病在足少阴;二倍而躁,在手少阴。寸口三倍,病在足太阴;三倍而躁,在手太阴。盛则胀满,寒中,食不化;虚则热中,出糜,少气,溺色变。紧则痛痹,代则乍痛乍止。盛则泻之,虚则补之,紧则先刺而后灸之,代则取血络而后调之,陷下则徒灸之。陷下者,脉血结于中,中有著血,血寒故宜灸之。不盛不虚以经取之。寸口四倍者,名曰内关,内关者,且大且数,死不治。必审察其本末之寒温,以验其脏腑之病。

通其营输,乃可传于大数。大数曰:盛则徒泻之,虚则徒补之,紧则灸刺且饮药,陷下则徒灸之,不盛不虚以经取之。所谓经治者,饮药,亦曰灸刺,脉急则引,脉代以弱则欲安静,用力无劳也。

五色第四十九

雷公问于黄帝曰:五色独决于明堂乎?小子未知其所谓也。黄帝曰:明堂者鼻也,阙者眉间也,庭者颜也,蕃者颊侧也,蔽者耳门也,其间欲方大,去之十步,皆见于外,如是者,寿必中百岁。

雷公曰:五官之辨奈何?黄帝曰:明堂骨高以起,平以直,五脏次于中央,六腑挟其两侧,首面上于阙庭,王宫在于下极,五脏安于胸中,真色以致,病色不见,明堂润泽以清,五官恶得无辨乎?雷公曰:其不辨者,可得闻乎?黄帝曰:五色之见也,各出其色部。部骨陷者,必不免于病矣。其色部乘袭者,虽病甚,不死矣。雷公曰:官五色奈何?黄帝曰:青黑为痛,黄赤为热,白为寒,是谓五官。

雷公曰：病之益甚，与其方衰如何？黄帝曰：外内皆在焉。切其脉口，滑小紧以沉者，病益甚，在中；人迎气大紧以浮者，其病益甚，在外。其脉口浮滑者，病日进；人迎沉而滑者，病日损。其脉口滑以沉者，病日进，在内；其人迎脉滑盛以浮者，其病日进，在外。脉之浮沉及人迎与寸口气小大等者，病难已。病之在脏，沉而大者，易已，小为逆；病在腑，浮而大者，其病易已。人迎盛坚者，伤于寒；气口盛坚者，伤于食。

雷公曰：以色言病之间甚奈何？黄帝曰：其色粗以明者为间，沉夭者为甚，其色上行者病益甚，其色下行如云彻散者病方已。五色各有脏部，有外部，有内部也。色从外部走内部者，其病从外走内；其色从内走外者，其病从内走外。病生于内者，先治其阴，后治其阳，反者益甚。其病生于外者，先治其阳，后治其阴，反者益甚。其脉滑大以代而长者，病从外来，目有所见，志有所恶，此阳气之并也，可变而已。

雷公曰：小子闻风者，百病之始也；厥痹者，寒湿之起也，别之奈何？黄帝曰：常候阙中，薄泽为风，冲浊为痹厥。此其常也，各以其色言其病。

雷公曰：人不病卒死，何以知之？黄帝曰：大气入于脏腑者，不病而卒死矣。雷公曰：病小愈而卒死者，何以知之？黄帝曰：赤色出两颧，大如母指者，病虽小愈,必卒死。黑色出于庭,大如母指,必不病而卒死。

雷公再拜曰:善哉! 其死有期乎? 黄帝曰:察色以言其时。雷公曰:善乎! 愿卒闻之。黄帝曰:庭者,首面也;阙上者,咽喉也;阙中者,肺也;下极者,心也;直下者,肝也;肝左者,胆也;下者,脾也;方上者,胃也;中央者,大肠也;挟大肠者,肾也;当肾者,脐也;面王以上者,小肠也;面王以下者,膀胱子处也;颧者,肩也;颧后者,臂也;臂下者,手也;目内眦上者,膺乳也;挟绳而上者,背也;循牙车以上者,股也;中央者,膝也;膝以下者,胫也;当胫以下者,足也;巨分者,股里也;巨屈者,膝膑也。此五脏六腑肢节之部也,各有部分。用阴和阳,用阳和阴,当明部分,万举万当,能别左右,是谓大道,男女异位,故曰阴阳,审察泽夭,谓之良工。

沉浊为内,浮泽为外,黄赤为风,青黑为痛,白为寒,黄而膏润为脓,赤甚者为血,痛甚为挛,寒甚为皮不仁。五色各见其部,察其浮沉,以知浅深;察其泽夭,以观成败;察其散抟,以知远近;视色上下,以知病处;积神于心,以知往今。故相气不微,不知是非,属意勿去,乃知新故。色明不粗,沉夭为甚;不明不泽,其病不甚。其色散驹驹然未有聚,其病散而气痛聚未成也。

肾乘心,心先病,肾为应,色皆如是。男子色在于面王,为小腹痛,下为卵痛,其园直为茎痛,高为本,下为首,狐疝癀阴之属也。女子在于面王,为膀胱、子处之病,散为痛,抟为聚,方员左右,各如其色形。其随而下至唇为淫;有润如膏状,为暴食不洁。左为左,右为右,其色有邪,聚散而不端,面色所指者也。

色者,青黑赤白黄,皆端满有别乡。别乡赤者,其色赤大如榆荚,在面王为不月。其色上锐,首空上向,下锐下向,在左右如法。以五色命脏,青为肝,赤为心,白为肺,黄为脾,黑为肾。肝合筋,心合脉,肺合皮,脾合肉,肾合骨也。

论勇第五十

黄帝问于少俞曰:有人于此,并行并立,其年之长少等也,衣之厚薄均也,卒然遇烈风暴雨,或病或不病,或皆病,或皆不病,其故何也? 少俞曰:帝问何急? 黄帝曰:愿尽闻之。少俞曰:春温风,夏阳风,秋凉风,冬寒风。凡此四时之风者,其所病各不同形。

黄帝曰:四时之风,病人如何? 少俞曰:黄色薄皮弱肉者,不胜春之虚风;白色薄皮弱肉者,不胜夏之虚风；青色薄皮弱肉，不胜秋之虚风；赤色薄皮弱肉，不胜冬之虚风也。

黄帝曰：黑色不病乎？少俞曰：黑色而皮厚肉坚，固不伤于四时之风。其皮薄而肉不坚、色不一者，长夏至而有虚风者病矣。其皮厚而肌肉坚者，长夏至而有虚风不病矣。其皮厚而肌肉坚者，必重感于寒，外内皆然乃病。黄帝曰：善。

黄帝曰：夫人之忍痛与不忍痛者，非勇怯之分也。夫勇士之不忍痛者，见难则前，见痛则止；夫怯士之忍痛者，闻难则恐，遇痛不动。夫勇士之忍痛者，见难不恐，遇痛不动。夫怯士之不忍痛者，见难与痛，目转面盼，恐不能言，失气惊悸，颜色变更，乍死乍生。余见其然也，不知其何由，愿闻其故。少俞曰：夫忍痛与不忍痛者，皮肤之薄厚、肌肉之坚脆缓急之分也，非勇怯之谓也。

黄帝曰：愿闻勇怯之所由然。少俞曰：勇士者，目深以固，长衡直扬，三焦理横，其心端直，其肝大以坚，其胆满以傍，怒则气盛而胸张，肝举而胆横，眦裂而目扬，毛起而面苍。此勇士之由然者也。

黄帝曰：愿闻怯士之所由然。少俞曰：怯士者，目大而不减，阴阳相失，其焦理纵，髑骭短而小，肝系缓，其胆不满而纵，肠胃挺，胁下空，虽方大怒，气不能满其胸,肝肺虽举,气衰复下,故不能久怒。此怯士之所由然者也。

黄帝曰:怯士之得酒,怒不避勇士者,何脏使然?少俞曰:酒者,水谷之精,熟谷之液也,其气慓悍,其入于胃中则胃胀,气上逆满于胸中,肝浮胆横。当是之时,固比于勇士,气衰则悔。与勇士同类,不知避之,名曰酒悖也。

背腧第五十一

黄帝问于岐伯曰:愿闻五脏之腧出于背者。岐伯曰:胸中大俞在杼骨之端,肺俞在三椎之傍,心俞在五椎之傍,膈俞在七椎之傍,肝俞在九椎之傍,脾俞在十一椎之傍,肾俞在十四椎之傍,皆挟脊相去三寸所,则欲得而验之,按其处,应在中而痛解,乃其俞也。灸之则可,刺之则不可。气盛则泻之,虚则补之。以火补者,毋吹其火,须自灭也。以火泻者,疾吹其火,传其艾,须其火灭也。

卫气第五十二

黄帝曰:五脏者,所以藏精神魂魄者也。六腑者,所以受水谷而行化物者也。其气内入于五脏,而外络肢节。其浮气之不循经者为卫气,其精气之行于经者为营气,阴阳相随,外内相贯,如环之无端,亭亭淳淳乎,孰能穷之。然其分别阴阳,皆有标本虚实所离之处。能别阴阳十二经者,知病之所生;知候虚实之所在者,能得病之高下;知六腑之气街者,能知解结契绍于门户;能知虚实之坚软者,知补泻之所在;能知六经标本者,可以无惑于天下。

岐伯曰:博哉圣帝之论!臣请尽意悉言之。足太阳之本在跟以上五寸中,标在两络命门。命门者,目也。足少阳之本在窍阴之间,标在窗笼之前。窗笼者,耳也。足少阴之本在内踝下上三寸中,标在背腧与舌下两脉也。足厥阴之本在行间上五寸所,标在背腧也。足阳明之本在厉兑,标在人迎颊挟颃颡也。足太阴之本在中封前上四寸之中,标在背腧与舌本也。手太阳之本在外踝之后,标在命门之上一寸也。手少阳之本在小指次指之间上二寸,标在耳后上角下外眦也。手阳明之本在肘骨中上至别阳,标在颜下合钳上也。手太阴之本在寸口之中,标在腋内动脉也。手少阴之本在锐骨之端,标在背腧也。手心主之本在掌后两筋之间二寸中,标在腋下三寸也。凡候此者,下虚则厥,下盛则热,上虚则眩,上盛则热痛。故实者绝而止之,虚者引而起之。

请言气街:胸气有街,腹气有街,头气有街,胫气有街。故气在头者,止之于脑。气在胸者,止之膺与背腧。气在腹者,止之背腧与冲脉于脐左右之动脉者。气在胫者,止之于气街与承山、踝上以下。取此者用毫针,必先按而在久,应于手,乃刺而予之。所治者,头痛眩仆,腹痛中满暴胀,及有新积。痛可移者,易已也;积不痛,难已也。

论痛第五十三

黄帝问于少俞曰:筋骨之强弱,肌肉之坚脆,皮肤之厚薄,腠理之疏密,各不同,其于针石火焫之痛何如? 肠胃之厚薄、坚脆亦不等,其于毒药何如? 愿尽闻之。少俞曰:人之骨强、筋弱、肉缓、皮肤厚者耐痛,其于针石之痛、火焫亦然。黄帝曰:其耐火焫者,何以知之? 少俞答曰:加以黑色而美骨者,耐火焫。黄帝曰:其不耐针石之痛者,何以知之? 少俞曰:坚肉薄皮者,不耐针石之痛,于火焫亦然。

黄帝曰:人之病,或同时而伤,或易已,或难已,其故何如? 少俞曰:同时而伤,其身多热者易已,多寒者难已。黄帝曰:人之胜毒,何以知之? 少俞曰:胃厚、色黑、大骨及肥者,皆胜毒;故其瘦而薄胃者,皆不胜毒也。

天年第五十四

黄帝问于岐伯曰:愿闻人之始生,何气筑为基,何立而为楯,何失而死,何得而生? 岐伯曰:以母为基,以父为楯,失神者死,得神者生也。黄帝曰:何者为神? 岐伯曰:血气已和,荣卫已通,五脏已成,神气舍心,魂魄毕具,乃成为人。

黄帝曰:人之寿夭各不同,或夭或寿,或卒死,或病久,愿闻其道。岐伯曰:五脏坚固,血脉和调,肌肉解利,皮肤致密,营卫之行不失其常,呼吸微徐,气以度行,六腑化谷,津液布扬,各如其常,故能长久。

黄帝曰:人之寿百岁而死,何以致之? 岐伯曰:使道隧以长,基墙高以方,通调营卫,三部三里起,骨高肉满,百岁乃得终。

黄帝曰:其气之盛衰,以至其死,可得闻乎? 岐伯曰:人生十岁,五脏始定,血气已通,其气在下,故好走。二十岁,血气始盛,肌肉方长,故好趋。三十岁,五脏大定,肌肉坚固,血脉盛满,故好步。四十岁,五脏六腑、十二经脉皆大盛以平定,腠理始疏,荣华颓落,发颇斑白,平盛不摇,故好坐。五十岁,肝气始衰,肝叶始薄,胆汁始减,目始不明。六十岁,心气始衰,苦忧悲,血气懈惰,故好卧。七十岁,脾气虚,皮肤枯。八十岁,肺气衰,魄离,故言善误。九十岁,肾气焦,四脏经脉空虚。百岁,五脏皆虚,神气皆去,形骸独居而终矣。

黄帝曰:其不能终寿而死者何如?岐伯曰:其五脏皆不坚,使道不长,空外以张,喘息暴疾,又卑基墙,薄脉少血,其肉不实,数中风寒,血气虚,脉不通,真邪相攻,乱而相引,故中寿而尽也。

逆顺第五十五

黄帝问于伯高曰:余闻气有逆顺,脉有盛衰,刺有大约,可得闻乎?伯高曰:气之逆顺者,所以应天地阴阳、四时五行也。脉之盛衰者,所以候血气之虚实有余不足。刺之大约者,必明知病之可刺,与其未可刺,与其已不可刺也。

黄帝曰:候之奈何?伯高曰:《兵法》曰:无迎逢逢之气,无击堂堂之阵。《刺法》曰:无刺熇熇之热,无刺漉漉之汗,无刺浑浑之脉,无刺病与脉相逆者。

黄帝曰:候其可刺奈何?伯高曰:上工刺其未生

者也,其次刺其未盛者也,其次刺其已衰者也。下工刺其方袭者也,与其形之盛者也,与其病之与脉相逆者也。故曰:方其盛也,勿敢毁伤,刺其已衰,事必大昌。故曰:上工治未病,不治已病。此之谓也。

五味第五十六

黄帝曰:愿闻谷气有五味,其入五脏,分别奈何?伯高曰:胃者,五脏六腑之海也,水谷皆入于胃,五脏六腑皆禀气于胃。五味各走其所喜,谷味酸,先走肝;谷味苦,先走心;谷味甘,先走脾;谷味辛,先走肺;谷味咸,先走肾。谷气津液已行,营卫大通,乃化糟粕,以次传下。

黄帝曰:营卫之行奈何?伯高曰:谷始入于胃,其精微者,先出于胃之两焦以溉五脏,别出两行营卫之道。其大气之抟而不行者,积于胸中,命曰气海,出于肺,循喉咽,故呼则出,吸则入。天地之精气,其大数常出三入一,故谷不入,半日则气衰,一日则气少矣。

黄帝曰:谷之五味,可得闻乎?伯高曰:请尽言之。五谷:秔米甘,麻酸,大豆咸,麦苦,黄黍辛。五果:枣甘,李酸,栗咸,杏苦,桃辛。五畜:牛甘,犬酸,猪咸,羊苦,鸡辛。五菜:葵甘,韭酸,藿咸,薤苦,葱辛。

五色:黄色宜甘,青色宜酸,黑色宜咸,赤色宜苦,白色宜辛。凡此五者,各有所宜。所言五宜者,脾病者,宜食秔米饭、牛肉、枣、葵;心病者,宜食麦、羊肉、杏、薤;肾病者,宜食大豆黄卷、猪肉、栗、藿;肝病者,宜食麻、犬肉、李、韭;肺病者,宜食黄黍、鸡肉、桃、葱。

五禁:肝病禁辛,心病禁咸,脾病禁酸,肾病禁甘,肺病禁苦。

肝色青,宜食甘,秔米饭、牛肉、枣、葵皆甘;心色赤,宜食酸,犬肉、麻、李、韭皆酸;脾色黄,宜食咸,大豆、豕肉、栗、藿皆咸;肺色白,宜食苦,麦、羊肉、杏、薤皆苦;肾色黑,宜食辛,黄黍、鸡肉、桃、葱皆辛。

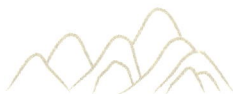

水胀第五十七

黄帝问于岐伯曰：水与肤胀、鼓胀、肠覃、石瘕、石水，何以别之？岐伯答曰：水始起也，目窠上微肿，如新卧起之状，其颈脉动，时咳，阴股间寒，足胫瘇，腹乃大，其水已成矣。以手按其腹，随手而起，如裹水之状，此其候也。

黄帝曰：肤胀何以候之？岐伯曰：肤胀者，寒气客于皮肤之间，聲聲然不坚，腹大，身尽肿，皮厚，按其腹窅而不起，腹色不变，此其候也。鼓胀何如？岐伯曰：腹胀，身皆大，大与肤胀等也，色苍黄，腹筋起，此其候也。

肠覃何如？岐伯曰：寒气客于肠外，与卫气相搏，气不得荣，因有所系，癖而内著，恶气乃起，瘜肉乃生。其始生也，大如鸡卵，稍以益大，至其成如怀子之状，久者离岁，按之则坚，推之则移，月事以时下，此其候也。石瘕何如？岐伯曰：石瘕生于胞中，寒气客于子门，子门闭塞，气不得通，恶血当泻不泻，衃以留止，日以益大，状如怀子，月事不以时下。皆生于女子，可导而下。

黄帝曰：肤胀、鼓胀可刺邪？岐伯曰：先泻其胀之血络，后调其经，刺去其血络也。

贼风第五十八

黄帝曰：夫子言贼风邪气之伤人也，令人病焉，今有其不离屏蔽，不出室穴之中，卒然病者，非不离贼风邪气，其故何也？岐伯曰：此皆尝有所伤于湿气，藏于血脉之中，分肉之间，久留而不去；若有所堕坠，恶血在内而不去。卒然喜怒不节，饮食不适，寒温不时，腠理闭而不通。其开而遇风寒，则血气凝结，与故邪相袭，则为寒痹。其有热则汗出，汗出则受风，虽不遇贼风邪气，必有因加而发焉。

黄帝曰：今夫子之所言者，皆病人之所自知也，其毋所遇邪气，又毋怵惕之志，卒然而病者，其故何也？唯有因鬼神之事乎？岐伯曰：此亦有故邪留而未发，因而志有所恶，及有所慕，血气内乱，两气相搏。其所从来者微，视之不见，听而不闻，故似鬼神。

黄帝曰：其祝而已者，其故何也？岐伯曰；先巫者，因知百病之胜，先知其病之所从生者，可祝而已也。

卫气失常第五十九

黄帝曰：卫气之留于腹中，稽积不行，苑蕴不得常所，使人支胁，胃中满，喘呼逆息者，何以去之？伯高曰：其气积于胸中者，上取之；积于腹中者，下取之；上下皆满者，傍取之。

黄帝曰：取之奈何？伯高对曰：积于上者，泻人迎、天突、喉中；积于下者，泻三里与气街；上下皆满者，上下取之，与季胁之下一寸，重者鸡足取之。诊视其脉大而弦急，及绝不至者，及腹皮急甚者，不可刺也。黄帝曰：善。

黄帝问于伯高曰：何以知皮肉、气血、筋骨之病也？伯高曰：色起两眉薄泽者，病在皮。唇色青黄赤白黑者，病在肌肉。营气濡然者，病在血气。目色青黄赤白黑者，病在筋。耳焦枯受尘垢，病在骨。

黄帝曰：病形何如？取之奈何？伯高曰：夫百病变化，不可胜数，然皮有部，肉有柱，血气有腧，筋有结，骨有属。黄帝曰：愿闻其故。伯高曰：皮之部，腧于四末。肉之柱，在臂胫诸阳分肉之间与足少阴分间。血气之腧，腧于诸络，气血留居，则盛而起。筋部无阴无阳，无左无右，候病所在。骨之属者，骨空之所以受液而益脑髓者也。

黄帝曰：取之奈何？伯高曰：夫病变化，浮沉深浅不可胜穷，各在其处。病间者浅之，甚者深之，间者少之，甚者众之，随变而调气，故曰上工。

黄帝问于伯高曰：人之肥瘦大小寒温，有老壮少小，别之奈何？伯高对曰：人年五十已上为老，二十已上为壮，十八已上为少，六岁已上为小。

黄帝曰：何以度知其肥瘦？伯高曰：人有脂、有膏、有肉。黄帝曰：别此奈何？伯高曰：䐃肉坚，皮满者脂。䐃肉不坚，皮缓者膏。皮肉不相离者肉。

黄帝曰：身之寒温何如？伯高曰：膏者其肉淖，而粗理者身寒，细理者身热。脂者其肉坚，细理者热，粗理者寒。

黄帝曰：其肥瘦大小奈何？伯高曰：膏者多气而皮纵缓，故能纵腹垂腴。肉者身体容大。脂者其身收小。

黄帝曰：三者之气血多少何如？伯高曰：膏者多气，多气者热，热者耐寒。肉者多血，则充形，充形则平。脂者其血清，气滑少，故不能大。此别于众人者也。

黄帝曰：众人奈何？伯高曰：众人皮肉脂膏不能相加也，血与气不能相多，故其形不小不大，各自称其身，命曰众人。

黄帝曰:善。治之奈何?伯高曰:必先别其三形,血之多少,气之清浊,而后调之,治无失常经。是故膏人者,纵腹垂腴;肉人者,上下容大;脂人者,虽脂不能大。

玉版第六十

黄帝曰:余以小针为细物也,夫子乃言上合之于天,下合之于地,中合之于人,余以为过针之意矣,愿闻其故。岐伯曰:何物大于针者乎? 夫大于针者,惟五兵者焉。五兵者,死之备也,非生之具。且夫人者,天地之镇也,其可不参乎? 夫治民者,亦唯针焉。夫针之与五兵,其孰小乎?

黄帝曰:病之生时,有喜怒不测,饮食不节,阴气不足,阳气有余,营气不行,乃发为痈疽。阴阳不通,两热相搏,乃化为脓,小针能取之乎? 岐伯曰:圣人不能使化者,为之邪不可留也。故两军相当,旗帜相望,白刃陈于中野者,此非一日之谋也。能使其民令行禁止,士卒无白刃之难者,非一日之教也,须臾之得也。夫至使身被痈疽之病,脓血之聚者,不亦离道远乎! 夫痈疽之生,脓血之成也,不从天下,不从地出,积微之所生也。故圣人自治于未有形也,愚者遭其已成也。

黄帝曰：其已形，不予遭，脓已成，不予见，为之奈何？岐伯曰：脓已成，十死一生，故圣人弗使已成，而明为良方，著之竹帛，使能者踵而传之后世，无有终时者，为其不予遭也。

黄帝曰：其已有脓血而后遭乎？不导之以小针治乎？岐伯曰：以小治小者其功小，以大治大者多害，故其已成脓血者，其唯砭石铍锋之所取也。

黄帝曰：多害者其不可全乎？岐伯曰：其在逆顺焉。黄帝曰：愿闻逆顺。岐伯曰：以为伤者，其白眼青黑，眼小，是一逆也；内药而呕者，是二逆也；腹痛渴甚，是三逆也；肩项中不便，是四逆也；音嘶色脱，是五逆也。除此五者为顺矣。

黄帝口：诸病皆有逆顺，可得闻乎？岐伯曰：腹胀，身热，脉小，是一逆也；腹鸣而满，四肢清，泄，其脉大，是二逆也；衄而不止，脉大，是三逆也；咳且溲血脱形，其脉小劲，是四逆也；咳，脱形身热，脉小以疾，是谓五逆也。如是者，不过十五日而死矣。

其腹大胀，四末清，脱形，泄甚，是一逆也；腹胀便血，其脉大时绝，是二逆也；咳溲血，形肉脱，脉搏，是三逆也；呕血，胸满引背，脉小而疾，是四逆也；咳呕腹胀，且飧泄，其脉绝，是五逆也。如是者,不及一时而死矣。工不察此者而刺之,是谓逆治。

黄帝曰:夫子之言针甚骏,以配天地,上数天文,下度地纪,内别五脏,外次六腑,经脉二十八会,尽有周纪,能杀生人,不能起死者,子能反之乎? 岐伯曰:能杀生人,不能起死者也。黄帝曰:余闻之则为不仁,然愿闻其道,弗行于人。岐伯曰:是明道也,其必然也,其如刀剑之可以杀人,如饮酒使人醉也,虽勿诊,犹可知矣。

黄帝曰:愿卒闻之。岐伯曰:人之所受气者,谷也。谷之所注者,胃也。胃者,水谷气血之海也。海之所行云气者,天下也。胃之所出气血者,经隧也。经隧者,五脏六腑之大络也,迎而夺之而已矣。黄帝曰:上下有数乎? 岐伯曰:迎之五里,中道而止,五至而已,五往而脏之气尽矣,故五五二十五而竭其输矣,此所谓夺其天气者也,非能绝其命而倾其寿者也。黄帝曰:愿卒闻之。岐伯曰:窥门而刺之者,死于家中;入门而刺之者,死于堂上。黄帝曰:善乎方,明哉道,请著之玉版,以为重宝,传之后世,以为刺禁,令民勿敢犯也。

五禁第六十一

黄帝问于岐伯曰：余闻刺有五禁，何谓五禁？岐伯曰：禁其不可刺也。黄帝曰：余闻刺有五夺。岐伯曰：无泻其不可夺者也。黄帝曰：余闻刺有五过。岐伯曰：补泻无过其度。黄帝曰：余闻刺有五逆。岐伯曰：病与脉相逆，命曰五逆。黄帝曰：余闻刺有九宜。岐伯曰：明知九针之论，是谓九宜。

黄帝曰：何谓五禁？愿闻其不可刺之时。岐伯曰：甲乙日自乘，无刺头，无发蒙于耳内。丙丁日自乘，无振埃于肩喉廉泉。戊己日自乘四季，无刺腹去爪泻水。庚辛日自乘，无刺关节于股膝。壬癸日自乘，无刺足胫。是谓五禁。

黄帝曰：何谓五夺？岐伯曰：形肉已夺，是一夺也；大夺血之后，是二夺也；大汗出之后，是三夺也；大泄之后，是四夺也；新产及大血之后，是五夺也。此皆不可泻。

黄帝曰：何谓五逆？岐伯曰：热病脉静，汗已出，脉盛躁，是一逆也；病泄，脉洪大，是二逆也；著痹不移，䐃肉破，身热，脉偏绝，是三逆也；淫而夺形，身热，色夭然白，及后下血衃，血衃笃重，是谓四逆也；寒热夺形，脉坚搏，是谓五逆也。

动输第六十二

黄帝曰:经脉十二,而手太阴、足少阴、阳明独动不休,何也? 岐伯曰:足阳明胃脉也。胃为五脏六腑之海,其清气上注于肺,肺气从太阴而行之,其行也,以息往来,故人一呼脉再动,一吸脉亦再动,呼吸不已,故动而不止。

黄帝曰:气之过于寸口也,上十焉息? 下八焉伏? 何道从还? 不知其极。岐伯曰:气之离脏也,卒然如弓弩之发,如水之下岸,上于鱼以反衰,其余气衰散以逆上,故其行微。

黄帝曰:足之阳明何因而动? 岐伯曰:胃气上注于肺,其悍气上冲头者,循咽,上走空窍,循眼系,入络脑,出顑,下客主人,循牙车,合阳明,并下人迎,此胃气别走于阳明者也。故阴阳上下,其动也若一。故阳病而阳脉小者为逆,阴病而阴脉大者为逆。故阴阳俱静俱动若引绳,相倾者病。

黄帝曰:足少阴何因而动? 岐伯曰:冲脉者,十二经之海也,与少阴之大络起于肾下,出于气街,循阴股内廉,邪入腘中,循胫骨内廉,并少阴之经,下入内踝之后,入足下;其别者,邪入踝,出属跗上,入大指之间,注诸络,以温足胫。此脉之常动者也。

黄帝曰：营卫之行也，上下相贯，如环之无端，今有其卒然遇邪气，及逢大寒，手足懈惰，其脉阴阳之道，相输之会，行相失也，气何由还？岐伯曰：夫四末阴阳之会者，此气之大络也。四街者，气之径路也。故络绝则径通，四末解则气从合，相输如环。黄帝曰：善。此所谓如环无端，莫知其纪，终而复始，此之谓也。

五味论第六十三

黄帝问于少俞曰：五味入于口也，各有所走，各有所病。酸走筋，多食之令人癃；咸走血，多食之令人渴；辛走气，多食之令人洞心；苦走骨，多食之令人变呕；甘走肉，多食之令人悗心。余知其然也，不知其何由，愿闻其故。

少俞答曰：酸入于胃，其气涩以收，上之两焦，弗能出入也，不出即留于胃中，胃中和温，则下注膀胱，膀胱之胞薄以懦，得酸则缩绻，约而不通，水道不行，故癃。阴者，积筋之所终也，故酸入而走筋矣。

黄帝曰：咸走血，多食之令人渴，何也？少俞曰：咸入于胃，其气上走中焦，注于脉，则血气走之，血与咸相得则凝，凝则胃中汁注之，注之则胃中竭，竭则咽路焦,故舌本干而善渴。血脉者,中焦之道也,故咸入而走血矣。

黄帝曰:辛走气,多食之令人洞心,何也? 少俞曰:辛入于胃,其气走于上焦,上焦者,受气而营诸阳者也,姜韭之气熏之,营卫之气不时受之,久留心下,故洞心。辛与气俱行,故辛入而与汗俱出。

黄帝曰:苦走骨,多食之令人变呕,何也? 少俞曰:苦入于胃,五谷之气皆不能胜苦,苦入下脘,三焦之道皆闭而不通,故变呕。齿者,骨之所终也,故苦入而走骨,故入而复出,知其走骨也。

黄帝曰:甘走肉,多食之令人悗心,何也? 少俞曰:甘入于胃,其气弱小,不能上至于上焦,而与谷留于胃中,甘者令人柔润者也,胃柔则缓,缓则虫动,虫动则令人悗心。其气外通于肉,故甘走肉。

阴阳二十五人第六十四

黄帝曰:余闻阴阳之人何如,伯高曰:天地之间,六合之内,不离于五,人亦应之,故五五二十五人之形,而阴阳之人不与焉。其态又不合于众者五,余已知之矣。愿闻二十五人之形,血气之所生,别而以候,从外知内何如? 岐伯曰:悉乎哉问也! 此先师之秘也,虽伯高犹不能明之也。黄帝避席遵循而却曰:余闻之,得其人弗教,是谓重失,得而泄之,天将厌之。余愿得而明之,金柜藏之,不敢扬之。岐伯曰:先立五形金木水火土,别其五色,异其五形之人,而二十五人具矣。黄帝曰:愿卒闻之。岐伯曰:慎之慎之,臣请言之。

木形之人,比于上角,似于苍帝。其为人苍色,小头长面,大肩背,直身,小手足,有才,好劳心,少力,多忧劳于事。能春夏不能秋冬,秋冬感而病生,足厥阴佗佗然。大角之人,比于左足少阳,少阳之上遗遗然。左角之人,比于右足少阳,少阳之下随随然。钛角之人,比于右足少阳,少阳之上推推然。判角之人,比于左足少阳,少阳之下栝栝然。

火形之人,比于上徵,似于赤帝。其为人赤色,广䏚,锐面小头,好肩背髀腹,小手足,行安地,疾行摇肩,背肉满,有气轻财,少信多虑,见事明,好颜,急心,不寿暴死。能春夏不能秋冬,秋冬感而病生,手少阴核核然。质徵之人,比于左手太阳,太阳之上肌肌然。少徵之人,比于右手太阳,太阳之下慆慆然。右徵之人,比于右手太阳,太阳之上鲛鲛然。质判之人,比于左手太阳,太阳之下支支颐颐然。

土形之人,比于上宫,似于上古黄帝。其为人黄色,圆面大头,美肩背,大腹,美股胫,小手足,多肉,上下相称,行安地,举足浮,安心,好利人,不喜权势,善附人也。能秋冬不能春夏,春夏感而病生,足太阴敦敦然。大宫之人,比于左足阳明,阳明之上婉婉然。加宫之人,比于左足阳明,阳明之下坎坎然。少宫之人,比于右足阳明,阳明之上枢枢然。左宫之人,比于右足阳明,阳明之下兀兀然。

金形之人,比于上商,似于白帝。其为人白色,方面小头,小肩背,小腹,小手足,如骨发踵外,骨轻,身清廉,急心,静悍,善为吏。能秋冬不能春夏,春夏感而病生,手太阴敦敦然。钛商之人,比于左手阳明,阳明之上廉廉然。右商之人,比于左手阳明,阳明之下脱脱然。左商之人,比于右手阳明,阳明之上监监然。少商之人,比于右手阳明,阳明之下严严然。

水形之人,比于上羽,似于黑帝。其为人黑色,面不平大头,廉颐,小肩,大腹,动手足,发行摇身,下尻长,背延延然,不敬畏,善欺绐人,戮死。能秋冬不能春夏,春夏感而病生,足少阴汗汗然。大羽之人,比于右足太阳,太阳之上颊颊然。少羽之人,比于左足太阳,太阳之下纡纡然。众之为人,比于右足太阳,太阳之下洁洁然。桎之为人,比于左足太阳,太阳之上安安然。是故五形之人二十五变者,众之所以相欺者是也。

黄帝曰：得其形，不得其色，何如？岐伯曰：形胜色，色胜形者，至其胜时年加，感则病行，失则忧矣。形色相得者，富贵大乐。

黄帝曰：其形色相胜之时，年加可知乎？岐伯曰：凡年忌下上之人，大忌常加九岁。七岁，十六岁，二十五岁，三十四岁，四十三岁，五十二岁，六十一岁，皆人之大忌，不可不自安也，感则病行，失则忧矣。当此之时，无为奸事，是谓年忌。

黄帝曰：夫子之言，脉之上下，血气之候，以知形气奈何？岐伯曰：足阳明之上，血气盛则髯美长；血少气多则髯短；故气少血多则髯少；血气皆少则无髯，两吻多画。足阳明之下，血气盛则下毛美长至胸；血多气少则下毛美短至脐，行则善高举足，足指少肉，足善寒；血少气多则肉而善瘃；血气皆少则无毛，有则稀枯悴，善痿厥足痹。

足少阳之上，气血盛则通髯美长；血多气少则通髯美短；血少气多则少髯；血气皆少则无髯，感于寒湿则善痹，骨痛爪枯也。足少阳之下，血气盛则胫毛美长，外踝肥；血多气少则胫毛美短，外踝皮坚而厚；血少气多则胻毛少，外踝皮薄而软；血气皆少则无毛，外踝瘦无肉。

足太阳之上,血气盛则美眉,眉有毫毛;血多气少则恶眉,面多小理;血少气多则面多肉;血气和则美色。足太阳之下,血气盛则跟肉满,踵坚;气少血多则瘦,跟空;血气皆少则喜转筋,踵下痛。

手阳明之上,血气盛则髭美;血少气多则髭恶;血气皆少则无髭。手阳明之下,血气盛则腋下毛美,手鱼肉以温;气血皆少则手瘦以寒。

手少阳之上,血气盛则眉美以长,耳色美;血气皆少则耳焦恶色。手少阳之下,血气盛则手卷多肉以温;血气皆少则寒以瘦;气少血多则瘦以多脉。

手太阳之上,血气盛则有多须,面多肉以平;血气皆少则面瘦恶色。手太阳之下,血气盛则掌肉充满;血气皆少则掌瘦以寒。

黄帝曰:二十五人者,刺之有约乎?岐伯曰:美眉者,足太阳之脉气血多;恶眉者,血气少;其肥而泽者,血气有余;肥而不泽者,气有余,血不足;瘦而无泽者,气血俱不足。审察其形气有余不足而调之,可以知逆顺矣。

黄帝曰:刺其诸阴阳奈何?岐伯曰:按其寸口、人迎,以调阴阳。切循其经络之凝涩,结而不通者,此于身皆为痛痹,甚则不行,故凝涩。凝涩者,致气以温之,血和乃止。其结络者,脉结血不行,决之乃行。故

曰：气有余于上者，导而下之；气不足于上者，推而往
之；其稽留不至者，因而迎之，必明于经隧，乃能持之。
寒与热争者，导而行之；其宛陈血不结者，则而予之。
必先明知二十五人，则血气之所在，左右上下，刺约
毕也。

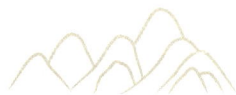

五音五味第六十五

右徵与少徵,调右手太阳上。左商与左徵,调左手阳明上。少徵与大宫,调左手阳明上。右角与大角,调右足少阳下。大徵与少徵,调左手太阳上。众羽与少羽,调右足太阳下。少商与右商,调右手太阳下。桎羽与众羽,调右足太阳下。少宫与大宫,调右足阳明下。判角与少角,调右足少阳下。钛商与上商,调右足阳明下。钛商与上角,调左足太阳下。

上徵与右徵同,谷麦,畜羊,果杏,手少阴,脏心,色赤,味苦,时夏。上羽与大羽同,谷大豆,畜彘,果栗,足少阴,脏肾,色黑,味咸,时冬。上宫与大宫同,谷稷,畜牛,果枣,足太阴,脏脾,色黄,味甘,时季夏。上商与右商同,谷黍,畜鸡,果桃,手太阴,脏肺,色白,味辛,时秋。上角与大角同,谷麻,畜犬,果李,足厥阴,脏肝,色青,味酸,时春。

大宫与上角同,右足阳明上。左角与大角同,左足阳明上。少羽与大羽同,右足太阳下。左商与右商同,左手阳明上。加宫与大宫同,左足少阳上。质判与大宫同,左手太阳下。判角与大角同,左足少阳下。

大羽与大角同,右足太阳上。大角与大宫同,右足少阳上。

右徵、少徵、质徵、上徵、判徵。右角、钛角、上角、大角、判角。右商、少商、钛商、上商、左商。少宫、上宫、大宫、加宫、左角宫。众羽、栀羽、上羽、大羽、少羽。

黄帝曰:妇人无须者,无血气乎? 岐伯曰:冲脉、任脉皆起于胞中,上循脊里,为经络之海。其浮而外者,循腹上行,会于咽喉,别而络唇口。血气盛则充肤热肉,血独盛则澹渗皮肤,生毫毛。今妇人之生,有余于气,不足于血,以其数脱血也,冲任之脉不荣口唇,故须不生焉。

黄帝曰:士人有伤于阴,阴气绝而不起,阴不用,然其须不去,其故何也? 宦者独去何也? 愿闻其故。岐伯曰:宦者去其宗筋,伤其冲脉,血泻不复,皮肤内结,唇口不荣,故须不生。

黄帝曰:其有天宦者,未尝被伤,不脱于血,然其须不生,其故何也? 岐伯曰:此天之所不足也。其任冲不盛,宗筋不成,有气无血,唇口不荣,故须不生。

黄帝曰:善乎哉! 圣人之通万物也,若日月之光影,音声鼓响,闻其声而知其形,其非夫子,孰能明万物之精。是故圣人视其颜色,黄赤者多热气,青白者少热气,黑色者多血少气。美眉者太阳多血,通髯极须者少阳多血,美须者阳明多血,此其时然也。夫人之常数,太阳常多血少气,少阳常多气少血,阳明常多血多气,厥阴常多气少血,少阴常多血少气,太阴常多血少气,此天之常数也。

百病始生第六十六

黄帝问于岐伯曰:夫百病之始生也,皆生于风雨寒暑,清湿喜怒。喜怒不节则伤脏,风雨则伤上,清湿则伤下。三部之气,所伤异类,愿闻其会。岐伯曰:三部之气各不同,或起于阴,或起于阳,请言其方。喜怒不节则伤脏,脏伤则病起于阴也;清湿袭虚则病起于下;风雨袭虚则病起于上,是谓三部。至其淫泆,不可胜数。

黄帝曰:余固不能数,故问先师,愿卒闻其道。岐伯曰:风雨寒热不得虚,邪不能独伤人。卒然逢疾风暴雨而不病者,盖无虚,故邪不能独伤人。此必因虚邪之风,与其身形,两虚相得,乃客其形。两实相逢,众人肉坚。其中于虚邪也,因于天时,与其身形,参以虚实,大病乃成。气有定舍,因处为名,上下中外,分为三员。

是故虚邪之中人也,始于皮肤,皮肤缓则腠理开,开则邪从毛发入,入则抵深,深则毛发立,毛发立则淅然,故皮肤痛。留而不去,则传舍于络脉,在络之时,痛于肌肉,其痛之时息,大经乃代。留而不去,传舍于经,在经之时,洒淅喜惊。留而不去,传舍于输,在输之时,六经不通,四肢则肢节痛,腰脊乃强。留而不去,传舍于伏冲之脉,在伏冲之时,体重身痛。留而不去,传舍于肠胃,在肠胃之时,贲响腹胀,多寒则肠鸣飧泄,食不化,多热则溏出糜。留而不去,传舍于肠胃之外、募原之间,留著于脉,稽留而不去,息而成积。或著孙脉,或著络脉,或著经脉,或著输脉,或著于伏冲之脉,或著于膂筋,或著于肠胃之募原,上连于缓筋,邪气淫泆,不可胜论。

黄帝曰:愿尽闻其所由然。岐伯曰:其著孙络之脉而成积者,其积往来上下,臂于孙络之居也,浮而缓,不能句积而止之,故往来移行肠胃之间,水凑渗注灌,濯濯有音,有寒则腹膜满雷引,故时切痛。其著于阳明之经,则挟脐而居,饱食则益大,饥则益小。其著于缓筋也,似阳明之积,饱食则痛,饥则安。其著于肠胃之募原也,痛而外连于缓筋,饱食则安,饥则痛。其著于伏冲之脉者,揣揣应手而动,发手则热气下于两股,如汤沃之状。其著于膂筋在肠后者,饥则积见,饱则积不见，按之不得。其著于输之脉者，闭塞不通，津液不下，孔窍干壅，此邪气之从外入内，从上下也。

黄帝曰：积之始生，至其已成奈何？岐伯曰：积之始生，得寒乃生，厥乃成积也。黄帝曰：其成积奈何？岐伯曰：厥气生足悗，悗生胫寒，胫寒则血脉凝涩，血脉凝涩则寒气上入于肠胃，入于肠胃则䐜胀，䐜胀则肠外之汁沫迫聚不得散，日以成积。卒然多食饮则肠满，起居不节、用力过度则络脉伤，阳络伤则血外溢，血外溢则衄血；阴络伤则血内溢，血内溢则后血。肠胃之络伤，则血溢于肠外，肠外有寒汁沫与血相抟，则并合凝聚不得散而积成矣。卒然外中于寒，若内伤于忧怒，则气上逆，气上逆则六输不通，温气不行，凝血蕴里而不散，津液涩渗，著而不去，而积皆成矣。

黄帝曰：其生于阴者奈何？岐伯曰：忧思伤心；重寒伤肺；忿怒伤肝；醉以入房，汗出当风伤脾；用力过度，若入房汗出浴，则伤肾。此内外三部之所生病者也。

黄帝曰：善。治之奈何？岐伯答曰：察其所痛，以知其应，有余不足，当补则补，当泻则泻，毋逆天时，是谓至治。

道之塞,何气不行,使音不彰? 愿闻其方。少师答曰:咽喉者,水谷之道也。喉咙者,气之所以上下者也。会厌者,音声之户也。口唇者,音声之扇也。舌者,音声之机也。悬雍垂者,音声之关也。颃颡者,分气之所泄也。横骨者,神气所使,主发舌者也。故人之鼻洞涕出不收者,颃颡不开,分气失也。是故厌小而薄,则发气疾,其开阖利,其出气易;其厌大而厚,则开阖难,其气出迟,故重言也。人卒然无音者,寒气客于厌,则厌不能发,发不能下,至其开阖不利,故无音。

黄帝曰:刺之奈何? 岐伯曰:足之少阴上系于舌,络于横骨,终于会厌,两泻其血脉,浊气乃辟。会厌之脉,上络任脉,取之天突,其厌乃发也。

寒热第七十

黄帝问于岐伯曰:寒热瘰疬在于颈腋者,皆何气使生? 岐伯曰:此皆鼠瘘寒热之毒气也,留于脉而不去者也。

黄帝曰:去之奈何? 岐伯曰:鼠瘘之本皆在于脏,其末上出于颈腋之间。其浮于脉中,而未内著于肌肉,而外为脓血者,易去也。

黄帝曰:去之奈何? 岐伯曰:请从其本引其末,

可使衰去而绝其寒热。审按其道以予之，徐往徐来以去之。其小如麦者，一刺知，三刺而已。

黄帝曰：决其生死奈何？岐伯曰：反其目视之，其中有赤脉，上下贯瞳子，见一脉，一岁死；见一脉半，一岁半死；见二脉，一岁死；见二脉半，二岁半死；见三脉，三岁而死。见赤脉不下贯瞳子，可治也。

邪客第七十一

黄帝问于伯高曰：夫邪气之客人也，或令人目不瞑者，何气使然？伯高曰：五谷入于胃也，其糟粕、津液、宗气分为三隧，故宗气积于胸中，出于喉咙，以贯心脉，而行呼吸焉。营气者，泌其津液，注之于脉，化以为血，以荣四末，内注五脏六腑，以应刻数焉。卫气者，出其悍气之慓疾，而先行于四末分肉皮肤之间，而不休者也，昼日行于阳，夜行于阴，常从足少阴之分间行于五脏六腑。今厥气客于五脏六腑，则卫气独卫其外，行于阳不得入于阴，行于阳则阳气盛，阳气盛则阳跷满，不得入于阴，阴虚故目不瞑。

黄帝曰：善。治之奈何？伯高曰：补其不足，泻其有余，调其虚实，以通其道而去其邪；饮以半夏汤一剂，阴阳已通，其卧立至。

黄帝曰：善。此所谓决渎壅塞，经络大通，阴阳和得者也，愿闻其方。伯高曰：其汤方：以流水千里以外者八升，扬之万遍，取其清五升煮之，炊以苇薪，火沸，置秫米一升，治半夏五合，徐炊，令竭为一升半，去其滓，饮汁一小杯，日三，稍益，以知为度。故其病新发者，覆杯则卧，汗出则已矣。久者，三饮而已也。

黄帝问于伯高曰：愿闻人之肢节，以应天地奈何？伯高答曰：天圆地方，人头圆足方以应之；天有日月，人有两目；地有九州，人有九窍；天有风雨，人有喜怒；天有雷电，人有音声；天有四时，人有四肢；天有五音，人有五脏；天有六律，人有六腑；天有冬夏，人有寒热；天有十日，人有手十指；辰有十二，人有足十指、茎、垂以应之，女子不足二节，以抱人形；天有阴阳，人有夫妻；岁有三百六十五日，人有三百六十五节；地有高山，人有肩膝；地有深谷，人有腋腘；地有十二经水，人有十二经脉；地有泉脉，人有卫气；地有草蓂，人有毫毛；天有昼夜，人有卧起；天有列星，人有牙齿；地有小山，人有小节；地有山石，人有高骨；地有林木，人有募筋；地有聚邑，人有腘肉；岁有十二月，人有十二节；地有四时不生草，人有无子。此人与天地相应者也。

黄帝问于岐伯曰：余愿闻持针之数，内针之理，纵舍之意,扦皮开腠理,奈何? 脉之屈折出入之处,焉至而出,焉至而止,焉至而徐,焉至而疾,焉至而入? 六腑之输于身者,余愿尽闻其序,别离之处,离而入阴,别而入阳,此何道而从行? 愿尽闻其方。岐伯曰:帝之所问,针道毕矣。黄帝曰:愿卒闻之。岐伯曰:手太阴之脉,出于大指之端,内屈循白肉际,至本节之后太渊,留以澹,外屈上于本节下,内屈与诸阴络会于鱼际,数脉并注,其气滑利,伏行壅骨之下,外屈出于寸口而行,上至于肘内廉,入于大筋之下,内屈上行臑阴,入腋下,内屈走肺。此顺行逆数之屈折也。

心主之脉,出于中指之端,内屈循中指内廉、以上留于掌中,伏行两骨之间,外屈出两筋之间、骨肉之际,其气滑利,上二寸,外屈出行两筋之间,上至肘内廉,入于小筋之下,留两骨之会,上入于胸中,内络于心脉。

黄帝曰:手少阴之脉独无腧何也? 岐伯曰:少阴,心脉也。心者,五脏六腑之大主也,精神之所舍也,其脏坚固,邪弗能容也,容之则心伤,心伤则神去,神去则死矣。故诸邪之在于心者,皆在于心之包络。包络者,心主之脉也。故独无腧焉。

黄帝曰:少阴独无腧者,不病乎? 岐伯曰:其外经病而脏不病,故独取其经于掌后锐骨之端,其余脉出入屈折,其行之徐疾,皆如手太阴、心主之脉行也。故本腧者,皆因其气之虚实疾徐以取之,是谓因冲而泻,因衰而补,如是者,邪气得去,真气坚固,是谓因天之序。

黄帝曰:持针纵舍奈何?岐伯曰:必先明知十二经脉之本末,皮肤之寒热,脉之盛衰滑涩。其脉滑而盛者病日进,虚而细者久以持,大以涩者为痛痹,阴阳如一者病难治,其本末尚热者病尚在,其热已衰者其病亦去矣。持其尺,察其肉之坚脆、大小、滑涩、寒温、燥湿。因视目之五色,以知五脏而决死生;视其血脉,察其色,以知其寒热痛痹。

黄帝曰:持针纵舍,余未得其意也。岐伯曰:持针之道,欲端以正,安以静,先知虚实,而行疾徐,左手执骨,右手循之,无与肉果,泻欲端以正,补必闭肤,辅针导气,邪得淫泆,真气得居。

黄帝曰:扞皮开腠理奈何?岐伯曰:因其分肉,左别其肤,微内而徐端之,适神不散,邪气得去。

黄帝问于岐伯曰:人有八虚,各何以候?岐伯答曰:以候五脏。黄帝曰:候之奈何?岐伯曰:肺心有邪,其气留于两肘;肝有邪,其气流于两腋;脾有邪,其气留于两髀;肾有邪,其气留于两腘。凡此八虚者,皆机关之室,真气之所过,血络之所游,邪气恶血固不得住留,住留则伤筋络骨节,机关不得屈伸,故痈挛也。

通天第七十二

　　黄帝问于少师曰:余尝闻人有阴阳,何谓阴人?何谓阳人?少师曰:天地之间,六合之内,不离于五,人亦应之,非徒一阴一阳而已也,而略言耳,口弗能遍明也。

　　黄帝曰:愿略闻其意,有贤人圣人,心能备而行之乎?少师曰:盖有太阴之人,少阴之人,太阳之人,少阳之人,阴阳和平之人。凡五人者,其态不同,其筋骨气血各不等。

　　黄帝曰:其不等者,可得闻乎?少师曰:太阴之人,贪而不仁,下齐湛湛,好内而恶出,心抑而不发,不务于时,动而后之,此太阴之人也。

　　少阴之人,小贪而贼心,见人有亡,常若有得,好伤好害;见人有荣,乃反愠怒,心疾而无恩,此少阴之人也。

　　太阳之人,居处于于,好言大事,无能而虚说,志发于四野,举措不顾是非,为事如常自用,事虽败而常无悔,此太阳之人也。

少阳之人，谄谛好自贵，有小小官，则高自宣，好为外交而不内附，此少阳之人也。

阴阳和平之人，居处安静，无为惧惧，无为欣欣，婉然从物，或与不争，与时变化，尊则谦谦，谭而不治，是谓至治。古之善用针艾者，视人五态乃治之，盛者泻之，虚者补之。

黄帝曰：治人之五态奈何？少师曰：太阴之人，多阴而无阳，其阴血浊，其卫气涩，阴阳不和，缓筋而厚皮，不之疾泻，不能移之。

少阴之人，多阴少阳，小胃而大肠，六腑不调，其阳明脉小，而太阳脉大，必审调之，其血易脱，其气易败也。

太阳之人，多阳而少阴，必谨调之，无脱其阴，而泻其阳，阳重脱者易狂，阴阳皆脱者暴死不知人也。

少阳之人，多阳少阴，经小而络大，血在中而气在外，实阴而虚阳，独泻其络脉则强，气脱而疾，中气不足，病不起也。

阴阳和平之人，其阴阳之气和，血脉调。谨诊其阴阳，视其邪正，安其容仪，审有余不足，盛则泻之，虚则补之，不盛不虚以经取之。此所以调阴阳，别五态之人者也。

黄帝曰：夫五态之人者，相与毋故，卒然新会，未知其行也,何以别之? 少师答曰:众人之属,不如五态之人者,故五五二十五人,而五态之人不与焉。五态之人,尤不合于众者也。

黄帝曰:别五态之人奈何? 少师曰:太阴之人,其状黮黮然黑色,念然下意,临临然长大,腘然未偻,此太阴之人也。

少阴之人,其状清然窃然,固以阴贼,立而躁崄,行而似伏,此少阴之人也。

太阳之人,其状轩轩储储,反身折腘,此太阳之人也。

少阳之人,其状立则好仰,行则好摇,其两臂两肘则常出于背,此少阳之人也。

阴阳和平之人,其状委委然,随随然,颙颙然,愉愉然,暶暶然,豆豆然,众人皆曰君子,此阴阳和平之人也。

卷之十一

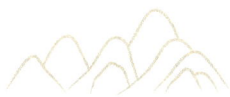

官能第七十三

黄帝问于岐伯曰：余闻九针于夫子众多矣，不可胜数。余推而论之，以为一纪，余司诵之，子听其理，非则语余，请正其道，令可久传，后世无患，得其人乃传，非其人勿言。岐伯稽首再拜曰：请听圣王之道。

黄帝曰：用针之理，必知形气之所在，左右上下，阴阳表里，血气多少，行之逆顺，出入之合，谋伐有过。知解结，知补虚泻实，上下气门，明通于四海，审其所在，寒热淋露，以输异处，审于调气，明于经隧，左右支络，尽知其会。寒与热争，能合而调之；虚与实邻，知决而通之；左右不调，把而行之；明于逆顺，乃知可治。阴阳不奇，故知起时，审于本末，察其寒热，得邪所在，万刺不殆。知官九针，刺道毕矣。

明于五输，徐疾所在，屈伸出入，皆有条理。言阴与阳，合于五行，五脏六腑，亦有所藏。四时八风，尽有阴阳，各得其位，合于明堂，各处色部，五脏六腑，察其所痛，左右上下，知其寒温，何经所在。审皮肤之寒温滑涩，知其所苦。膈有上下，知其气所在。先得其道，稀而疏之，稍深以留之，故能徐入之。大热在上，推而下之；从下上者，引而去之；视前痛者，常先取之。大寒在外，留而补之；入于中者，从合泻之。针所不为，灸之所宜。上气不足，推而扬之；下气不足，积而从之；阴阳皆虚，火自当之。厥而寒甚，骨廉陷下，寒过于膝，下陵三里。阴络所过，得之留止，寒入于中，推而行之；经陷下者，火则当之；结络坚紧，火所治之。不知所苦，两跷之下，男阴女阳，良工所禁。针论毕矣。

用针之服，必有法则，上视天光，下司八正，以辟奇邪，而观百姓，审于虚实，无犯其邪。是得天之露，遇岁之虚，救而不胜，反受其殃。故曰：必知天忌，乃言针意。法于往古，验于来今，观于窈冥，通于无穷，粗之所不见，良工之所贵，莫知其形，若神髣髴。

邪气之中人也，洒淅动形。正邪之中人也微，先见于色，不知于其身，若有若无，若亡若存，有形无形，莫知其情。是故上工之取气，乃救其萌芽，下工守其已成，因败其形。是故工之用针也，知气之所在，而守其门户，明于调气，补泻所在，徐疾之意，所取之处。

泻必用员，切而转之，其气乃行；疾而徐出，邪气乃出；伸而迎之，遥大其穴，气出乃疾。补必用方，外引其皮，令当其门，左引其枢，右推其肤，微旋而徐推之，必端以正，安以静，坚心无解；欲微以留，气下而疾出之，推其皮，盖其外门，真气乃存。用针之要，无忘其神。

雷公问于黄帝曰：《针论》曰：得其人乃传，非其人勿言。何以知其可传？黄帝曰：各得其人，任之其能，故能明其事。雷公曰：愿闻官能奈何？黄帝曰：明目者，可使视色；聪耳者，可使听音；捷疾辞语者，可使传论；语徐而安静，手巧而心审谛者，可使行针艾，理血气而调诸逆顺，察阴阳而兼诸方；缓节柔筋而心和调者，可使导引行气；疾毒言语轻人者，可使唾痈咒病；爪苦手毒，为事善伤者，可使按积抑痹。各得其能，方乃可行，其名乃彰。不得其人，其功不成，其师无名。故曰：得其人乃言，非其人勿传，此之谓也。手毒者，可使试按龟，置龟于器下而按其上，五十日而死矣，手甘者，复生如故也。

论疾诊尺第七十四

黄帝问于岐伯曰：余欲无视色持脉，独调其尺以言其病，从外知内，为之奈何？岐伯曰：审其尺之缓急、小大、滑涩，肉之坚脆，而病形定矣。

视人之目窠上微痈，如新卧起状，其颈脉动，时咳，按其手足上窅而不起者，风水肤胀也。

尺肤滑,其淖泽者,风也。尺肉弱者,解㑊安卧。脱肉者,寒热,不治。尺肤滑而泽脂者,风也。尺肤涩者,风痹也。尺肤粗如枯鱼之鳞者,水泆饮也。尺肤热甚,脉盛躁者,病温也;其脉盛而滑者,汗且出也。尺肤寒,其脉小者,泄少气。尺肤炬然,先热后寒者,寒热也。尺肤先寒,久持之而热者,亦寒热也。

肘所独热者,腰以上热;手所独热者,腰以下热。肘前独热者,膺前热;肘后独热者,肩背热。臂中独热者,腰腹热;肘后粗以下三四寸热者,肠中有虫。掌中热者,腹中热;掌中寒者,腹中寒。鱼上白肉有青血脉者,胃中有寒。尺炬然热,人迎大者,当夺血。尺坚大,脉小甚,少气;悗有加,立死。

目赤色者病在心,白在肺,青在肝,黄在脾,黑在肾。黄色不可名者,病在胸中。

诊目痛,赤脉从上下者,太阳病;从下上者,阳明病;从外走内者,少阳病。

诊寒热,赤脉上下至瞳子,见一脉,一岁死;见一脉半,一岁半死;见二脉,二岁死;见二脉半,二岁半死;见三脉,三岁死。

诊龋齿痛,按其阳明之来,有过者独热,在左左热,在右右热,在上上热,在下下热。

诊血脉者,多赤多热,多青多痛,多黑为久痹;多赤多黑多青皆见者,寒热身痛。面色微黄,齿垢黄,爪甲上黄,黄疸也;安卧,小便黄赤,脉小而涩者,不嗜食。

人病,其寸口之脉与人迎之脉小大等,及其浮沉等者,病难已也。女子手少阴脉动甚者,妊子。婴儿病,其头毛皆逆上者,必死;耳间青脉起者,掣痛,大便青瓣飧泄,脉小者,手足寒,难已;飧泄,脉小,手足温,泄易已。

四时之变,寒暑之胜,重阴必阳,重阳必阴。故阴主寒,阳主热;故寒甚则热,热甚则寒;故曰寒生热,热生寒。此阴阳之变也。故曰冬伤于寒,春生瘅热;春伤于风,夏生后泄肠澼;夏伤于暑,秋生痎疟;秋伤于湿,冬生咳嗽。是谓四时之序也。

刺节真邪第七十五

黄帝问于岐伯曰:余闻刺有五节奈何?岐伯曰:固有五节:一曰振埃,二曰发蒙,三曰去爪,四曰彻衣,五曰解惑。黄帝曰:夫子言五节,余未知其意。岐伯曰:振埃者,刺外经,去阳病也。发蒙者,刺腑腧,去腑病也。去爪者,刺关节肢络也。彻衣者,尽刺诸阳之奇腧也。解惑者,尽知调阴阳,补泻有余不足,相倾移也。

黄帝曰：刺节言振埃，夫子乃言刺外经，去阳病，余不知其所谓也，愿卒闻之。岐伯曰：振埃者，阳气大逆，上满于胸中，愤瞋肩息，大气逆上，喘喝坐伏，病恶埃烟，饲不得息。请言振埃，尚疾于振埃。黄帝曰：善。取之何如？岐伯曰：取之天容。黄帝曰：其咳上气，穷诎胸痛者，取之奈何？岐伯曰：取之廉泉。黄帝曰：取之有数乎？岐伯曰：取天容者，无过一里，取廉泉者，血变而止。帝曰：善哉！

黄帝曰：刺节言发蒙，余不得其意。夫发蒙者，耳无所闻，目无所见，夫子乃言刺腑腧，去腑病，何腧使然？愿闻其故。岐伯曰：妙乎哉问也！此刺之大约，针之极也，神明之类也，口说书卷犹不能及也。请言发蒙耳，尚疾于发蒙也。黄帝曰：善。愿卒闻之。岐伯曰：刺此者，必于日中，刺其听宫，中其眸子，声闻于耳，此其腧也。黄帝曰：善，何谓声闻于耳？岐伯曰：邪刺，以手坚按其两鼻窍而疾偃，其声必应于针也。黄帝曰：善。此所谓弗见为之，而无目视，见而取之，神明相得者也。

黄帝曰：刺节言去爪，夫子乃言刺关节肢络，愿卒闻之。岐伯曰：腰脊者，身之大关节也；肢胫者，人之所以趋翔也；茎垂者，身中之机，阴精之候，津液之道也。故饮食不节，喜怒不时，津液内溢，乃下留于睾，水道不通，日大不休，俯仰不便，趋翔不能，此病荥然有水，不上不下，铍石所取，形不可匿，常不得蔽，故命曰去爪，帝曰：善。

黄帝曰：刺节言彻衣，夫子乃言尽刺诸阳之奇腧，未有常处也，愿卒闻之。岐伯曰：是阳气有余而阴气不足，阴气不足则内热，阳气有余则外热，两热相搏，热于怀炭，外畏绵帛，衣不可近身，又不可近席；腠理闭塞则汗不出，舌焦唇槁，腊干嗌燥，饮食不让美恶。黄帝曰：善。取之奈何？岐伯曰：取之于其天府、大杼三痏，又刺中膂以去其热，补足手太阴以去其汗，热去汗稀，疾于彻衣。黄帝曰：善。

黄帝曰：刺节言解惑，夫子乃言尽知调阴阳，补泻有余不足，相倾移也，惑何以解之？岐伯曰：大风在身，血脉偏虚，虚者不足，实者有余，轻重不得，倾侧宛伏，不知东西，不知南北，乍上乍下，乍反乍复，颠倒无常，甚于迷惑。黄帝曰：善。取之奈何？岐伯曰：泻其有余，补其不足，阴阳平复。用针若此，疾于解惑。黄帝曰：善。请藏之灵兰之室，不敢妄出也。

黄帝曰：余闻刺有五邪，何谓五邪？岐伯曰：病有持痈者，有容大者，有狭小者，有热者，有寒者，是谓五邪。黄帝曰：刺五邪奈何？岐伯曰：凡刺五邪之方,不过五章,瘅热消灭,肿聚散亡,寒痹益温,小者益阳,大者必去,请道其方。

凡刺痈邪无迎陇,易俗移性不得脓,诡道更行去其乡,不安处所乃散亡。诸阴阳过痈者,取之其腧泻之。

凡刺大邪日以小,泄夺其有余乃益虚,剽其道,针其邪,肌肉亲视之,毋有反其真,刺诸阳分肉间。

凡刺小邪日以大,补其不足乃无害,视其所在迎之界,远近尽至不得外,侵而行之乃自费,刺分肉间。

凡刺热邪越而沧,出游不归乃无病,为开道乎辟门户,使邪得出病乃已。

凡刺寒邪日以温,徐往疾出致其神,门户已闭气不分,虚实得调真气存也。

黄帝曰:官针奈何?岐伯曰:刺痈者用铍针,刺大者用锋针,刺小者用员利针,刺热者用镵针,刺寒者用毫针也。

请言解论,与天地相应,与四时相副,人参天地,故可为解。下有渐洳,上生苇蒲,此所以知形气之多少也。阴阳者,寒暑也,热则滋雨而在上,根荄少汁。人气在外,皮肤缓,腠理开,汗大泄,血气减,肉淖泽;寒则地冻水冰,人气在中,皮肤致,腠理闭,汗不出,血气强,肉坚涩。当是之时,善行水者,不能往冰;善穿地者,不能凿冻;善用针者,亦不能取四厥;血脉凝结,坚搏不往来者,亦未可即柔。故行水者必待天温冰释,穿地者必待冻解,而水可行、地可穿也。人脉犹是也。治厥者,必先熨调和其经,掌与腋、肘与脚、项与脊以调之,火气已通,血脉乃行,然后视其病,脉淖泽者刺而平之,坚紧者破而散之,气下乃止。此所谓以解结者也。

用针之类,在于调气。气积于胃,以通营卫,各行其道。宗气留于海,其下者注于气街,其上者走于息道。故厥在于足,宗气不下,脉中之血凝而留止,弗之火调,弗能取之。用针者,必先察其经络之实虚,切而循之,按而弹之,视其应动者,乃后取而下之。六经调者,谓之不病,虽病,谓之自已也。一经上实下虚而不通者,此必有横络盛加于大经,令之不通,视而泻之。此所谓解结也。

上寒下热,先刺其项太阳,久留之,已刺则熨项与肩胛,令热下合乃止,此所谓推而上之者也。上热下寒,视其虚脉而陷之于经络者取之,气下乃止。此所谓引而下之者也。

大热遍身,狂而妄见、妄闻、妄言,视足阳明及大络取之,虚者补之,血而实者泻之,因令偃卧,居其头前,以两手四指挟按颈动脉,久持之,卷而切推,下至缺盆中，而复止如前，热去乃止。此所谓推而散之者也。

黄帝曰：有一脉生数十病者，或痛、或痈、或热、或寒、或痒、或痹、或不仁，变化无穷，其故何也？岐伯曰：此皆邪气之所生也。

黄帝曰：余闻气者，有真气，有正气，有邪气，何谓真气？岐伯曰：真气者，所受于天，与谷气并而充身也。正气者，正风也，从一方来，非实风，又非虚风也。邪气者，虚风之贼伤人也，其中人也深，不能自去。正风者，其中人也浅，合而自去，其气来柔弱，不能胜真气，故自去。

虚邪之中人也，洒淅动形，起毫毛而发腠理。其入深，内搏于骨，则为骨痹。搏于筋，则为筋挛。搏于脉中，则为血闭不通，则为痈。搏于肉，与卫气相搏，阳胜者则为热，阴胜者则为寒，寒则真气去，去则虚，虚则寒。搏于皮肤之间，其气外发，腠理开，毫毛摇，气往来行，则为痒；留而不去，则痹；卫气不行，则为不仁。

虚邪偏客于身半，其入深，内居荣卫，荣卫稍衰，则真气去，邪气独留，发为偏枯。其邪气浅者，脉偏痛。

虚邪之入于身也深，寒与热相搏，久留而内著，寒胜其热，则骨疼肉枯；热胜其寒，则烂肉腐肌为脓，内伤骨，内伤骨为骨蚀。有所疾前筋，筋屈不得伸，邪气居其间而不反，发为筋瘤。有所结，气归之，卫气留之不得反，津液久留，合而为肠瘤，久者数岁乃成，以手按之柔。已有所结，气归之，津液留之，邪气中之，凝结日以易甚，连以聚居，为昔瘤，以手按之坚。有所结，深中骨，气因于骨，骨与气并，日以益大，则为骨瘤。有所结，中于肉，宗气归之，邪留而不去，有热则化而为脓，无热则为肉瘤。凡此数气者，其发无常处，而有常名也。

卫气行第七十六

黄帝问于岐伯曰：愿闻卫气之行，出入之合，何如？岐伯曰：岁有十二月，日有十二辰，子午为经，卯酉为纬，天周二十八宿，而一面七星，四七二十八星，房昴为纬，虚张为经。是故房至毕为阳，昴至心为阴，阳主昼，阴主夜。故卫气之行，一日一夜五十周于身，昼日行于阳二十五周，夜行于阴二十五周，周于五脏。

是故平旦阴尽，阳气出于目，目张则气上行于头，循项下足太阳，循背下至小指之端。其散者，别于目锐眦，下手太阳，下至手小指之端外侧。其散者，别于目锐眦，下足少阳，注小指次指之间。其散者，循手少阳之分，下至小指次指之间。别者，以上至耳前，合于颔脉，注足阳明，以下行至跗上，入五指之间。其散者，从耳下下手阳明，入大指之间，入掌中。其至于足也，入足心，出内踝下，行阴分，复合于目，故为一周。

是故日行一舍，人气行于身一周与十分身之八；日行二舍，人气行于身三周与十分身之六；日行三舍，人气行于身五周与十分身之四；日行四舍，人气行于身七周与十分身之二；日行五舍，人气行于身九周；日行六舍，人气行于身十周与十分身之八；日行七舍，人气行于身十二周与十分身之六；日行十四舍，人气二十五周于身有奇分与十分身之二，阳尽于阴，阴受气矣。其始入于阴，常从足少阴注于肾，肾注于心，心注于肺，肺注于肝，肝注于脾，脾复注于肾，为一周。是故夜行一舍，人气行于阴脏一周与十分脏之八，亦如阳行之二十五周，而复合于目。阴阳一日一夜，合有奇分十分身之二与十分脏之二，是故人之所以卧起之时有早晏者，奇分不尽故也。

黄帝曰：卫气之在于身也，上下往来不以期，候气而刺之奈何？伯高曰：分有多少，日有长短，春秋冬夏，各有分理，然后常以平旦为纪，以夜尽为始。是故一日一夜，水下百刻；二十五刻者，半日之度也。常如是毋已,日入而止,随日之长短,各以为纪而刺之。谨候其时,病可与期;失时反候者,百病不治。故曰:刺实者,刺其来也;刺虚者,刺其去也。此言气存亡之时,以候虚实而刺之。是故谨候气之所在而刺之,是谓逢时。病在于三阳,必候其气在于阳而刺之;病在于三阴,必候其气在阴分而刺之。

水下一刻,人气在太阳;水下二刻,人气在少阳;水下三刻,人气在阳明;水下四刻,人气在阴分。水下五刻,人气在太阳;水下六刻,人气在少阳;水下七刻,人气在阳明;水下八刻,人气在阴分。水下九刻,人气在太阳;水下十刻,人气在少阳;水下十一刻,人气在阳明;水下十二刻,人气在阴分。水下十三刻,人气在太阳;水下十四刻,人气在少阳;水下十五刻,人气在阳明;水下十六刻,人气在阴分。水下十七刻,人气在太阳;水下十八刻,人气在少阳;水下十九刻,人气在阳明;水下二十刻,人气在阴分。水下二十一刻,人气在太阳;水下二十二刻,人气在少阳;水下二十三刻,人气在阳明;水下二十四刻,人气在阴分。水下二十五刻,人气在太阳。此半日之度也。从房至毕一十四舍,水下五十刻,半日之度也;从昴至心,亦十四舍,水下五十刻,终日之度也。日行一舍,水下三刻与七分刻之四。大要常以日之加于宿上也,人气在太阳。是故日行一舍,人气行三阳与阴分,常如是无已,与天地同纪,纷纷盼盼,终而复始,一日一夜,水下百刻而尽矣。

九宫八风第七十七

合八风虚实邪正

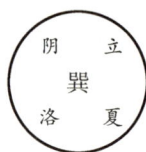

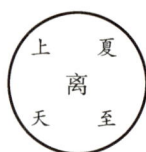

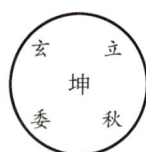

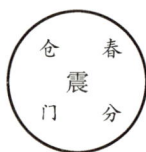

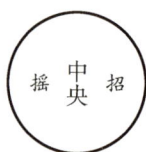

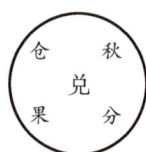

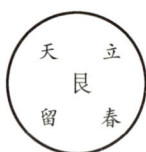

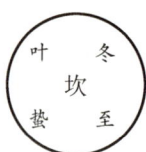

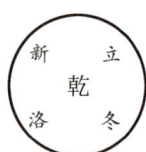

阴 立 巽 洛 夏	上 夏 离 天 至	玄 立 坤 委 秋
仓 春 震 门 分	摇 中央 招	仓 秋 兑 果 分
天 立 艮 留 春	叶 冬 坎 蛰 至	新 立 乾 洛 冬

立夏	四	阴洛东南方	夏至	九	上南天方	立秋	二	玄委西南方
春分	三	仓门东方	招摇	五	中央	秋分	七	仓果西方
立春	八	天留东北方	冬至	一	叶蛰北方	立冬	六	新洛西北方

太一常以冬至之日,居叶蛰之宫四十六日,明日居天留四十六日,明日居仓门四十六日,明日居阴洛四十五日,明日居上天四十六日,明日居玄委四十六日,明日居仓果四十六日,明日居新洛四十五日,明日复居叶蛰之宫,曰冬至矣。

太一日游,以冬至之日,居叶蛰之宫,数所在日,从一处至九日复反于一,常如是无已,终而复始。

太一移日,天必应之以风雨,以其日风雨则吉,岁美民安少病矣。先之则多雨,后之则多旱。

太一在冬至之日有变,占在君;太一在春分之日有变,占在相;太一在中宫之日有变,占在吏;太一在秋分之日有变,占在将;太一在夏至之日有变,占在百姓。所谓有变者,太一居五宫之日,疾风折树木,扬沙石。各以其所土占贵贱,因视风所从来而占之。风从其所居之乡来为实风,主生长养万物;从其冲后来为虚风,伤人者也,主杀主害者。谨候虚风而避之,故圣人日避虚邪之道,如避矢石然,邪弗能害,此之谓也。

是故太一入徙,立于中宫,乃朝八风,以占吉凶也。风从南方来,名曰大弱风,其伤人也,内舍于心,外在于脉,其气主为热。风从西南方来,名曰谋风,其伤人也,内舍于脾,外在于肌,其气主为弱。风从西方来,名曰刚风,其伤人也,内舍于肺,外在于皮肤,其气主为燥。风从西北方来,名曰折风,其伤人也,内舍于小肠,外在于手太阳脉,脉绝则泄,脉闭则结不通,善暴死。风从北方来,名曰大刚风,其伤人也,内舍于肾,外在于骨与肩背之膂筋,其气主为寒也。风从东北方来,名曰凶风,其伤人也,内舍于大肠,外在于两胁腋骨下及肢节。风从东方来,名曰婴儿风,其伤人也,内舍于肝,外在于筋纽,其气主为身湿。风从东南方来,名曰弱风,其伤人也,内舍于胃,外在肌肉,其气主体重。

此八风皆从其虚之乡来,乃能病人,三虚相搏,则为暴病卒死。两实一虚,病则为淋露寒热,犯其雨湿之地则为痿。故圣人避风,如避矢石焉。其有三虚而偏中于邪风,则为击仆偏枯矣。

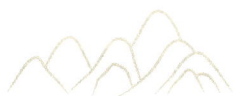

九针论第七十八

黄帝曰：余闻九针于夫子，众多博大矣。余犹不能寤，敢问九针焉生？何因而有名？岐伯曰：九针者，天地之大数也，始于一而终于九。故曰：一以法天，二以法地，三以法人，四以法时，五以法音，六以法律，七以法星，八以法风，九以法野。

黄帝曰：以针应九之数奈何？岐伯曰：夫圣人之起天地之数也，一而九之，故以立九野；九而九之，九九八十一，以起黄钟数焉，以针应数也。

一者天也，天者阳也，五脏之应天者肺，肺者五脏六腑之盖也，皮者肺之合也，人之阳也。故为之治针，必以大其头而锐其末，令无得深入而阳气出。

二者地也，地者土也，人之所以应土者肉也。故为之治针，必筒其身而员其末，令无得伤肉分，伤则气竭。

三者人也，人之所以成生者血脉也。故为之治针，必大其身而员其末，令可以按脉勿陷，以致其气，令邪气独出。

四者时也，时者四时八风之客于经络之中，为瘤病者也。故为之治针，必筩其身而锋其末，令可以泻热出血，而痼病竭。

五者音也，音者冬夏之分，分于子午，阴与阳别，寒与热争，两气相搏，合为痈脓者也。故为之治针，必令其末如剑锋，可以取大脓。

六者律也，律者调阴阳四时而合十二经脉，虚邪客于经络而为暴痹者也。故为之治针，必令尖如氂，且员且锐，中身微大，以取暴气。

七者星也，星者人之七窍，邪之所客于经，舍于络，而为痛痹者也。故为之治针，令尖如蚊虻喙，静以徐往，微以久留，正气因之，真邪俱往，出针而养者也。

八者风也，风者人之股肱八节也，八正之虚风伤人，内舍于骨解腰脊节腠之间，为深痹也。故为之治针，必薄其身，锋其末，可以取深邪远痹。

九者野也，野者人之节解皮肤之间也，淫邪流溢于身，如风水之状，而溜不能过于机关大节者也。故为之治针，令尖如挺，其锋微员，以取大气之不能过于关节者也。

黄帝曰：针之长短有数乎？岐伯曰：一曰镵针者，取法于布针，去末半寸卒锐之，长一寸六分，主热在头身也。二曰员针，取法于絮针，筩其身而卵其锋，长一寸六分，主治分间气。三曰锓针，取法于黍粟之锐,长三寸半,主按脉取气,令邪出。四曰锋针,取法于絮针,筒其身,锋其末,长一寸六分,主痈热出血。五曰铍针,取法于剑锋,广二分半,长四寸,主大痈脓,两热争者也。六曰员利针,取法于氂,微大其末,反小其身,令可深内也,长一寸六分,主取痈痹者也。七曰毫针,取法于毫毛,长一寸六分,主寒热痛痹在络者也。八曰长针,取法于綦针,长七寸,主取深邪远痹者也。九曰大针,取法于锋针,其锋微员,长四寸,主取大气不出关节者也。针形毕矣,此九针大小长短法也。

黄帝曰:愿闻身形应九野奈何？岐伯曰:请言身形之应九野也,左足应立春,其日戊寅己丑;左胁应春分,其日乙卯;左手应立夏,其日戊辰己巳;膺喉首头应夏至,其日丙午;右手应立秋,其日戊申己未;右胁应秋分,其日辛酉;右足应立冬,其日戊戌己亥;腰尻下窍应冬至,其日壬子。六腑、膈下三脏应中州,其大禁,大禁太一所在之日及诸戊己。凡此九者,善候八正所在之处。所主左右上下身体有痈肿者,欲治之,无以其所直之日溃治之,是谓天忌日也。

形乐志苦,病生于脉,治之以灸刺。形苦志乐,病生于筋,治之以熨引。形乐志乐,病生于肉,治之以针石。形苦志苦,病生于咽嗌,治之以甘药。形数惊恐,筋脉不通,病生于不仁,治之以按摩醪药。是谓五形志也。

五脏气:心主噫,肺主咳,肝主语,脾主吞,肾主欠。六腑气:胆为怒,胃为气逆为哕,大肠小肠为泄,膀胱不约为遗溺,下焦溢为水。

五味:酸入肝,辛入肺,苦入心,甘入脾,咸入肾,淡入胃,是谓五味。

五并:精气并肝则忧,并心则喜,并肺则悲,并肾则恐,并脾则畏,是谓五精之气并于脏也。

五恶:肝恶风,心恶热,肺恶寒,肾恶燥,脾恶湿,此五脏气所恶也。

五液:心主汗,肝主泣,肺主涕,肾主唾,脾主涎,此五液所出也。

五劳:久视伤血,久卧伤气,久坐伤肉,久立伤骨,久行伤筋,此五久劳所病也。

五走:酸走筋,辛走气,苦走血,咸走骨,甘走肉,是谓五走也。

五裁:病在筋无食酸,病在气无食辛,病在骨无食咸,病在血无食苦,病在肉无食甘。口嗜而欲食之,不可多也,必自裁也,命曰五裁。

五发:阴病发于骨,阳病发于血,以味发于气,阳病发于冬,阴病发于夏。

五邪：邪入于阳则为狂，邪入于阴则为血痹，邪入于阳搏则为癫疾，邪入于阴搏则为喑，阳入之于阴病静，阴出之于阳病喜怒。

五藏：心藏神，肺藏魄，肝藏魂，脾藏意，肾藏精志也。

五主：心主脉，肺主皮，肝主筋，脾主肌，肾主骨。

阳明多血多气，太阳多血少气，少阳多气少血，太阴多血少气，厥阴多血少气，少阴多气少血。故曰：刺阳明出血气，刺太阳出血恶气，刺少阳出气恶血，刺太阴出血恶气，刺厥阴出血恶气，刺少阴出气恶血也。

足阳明太阴为表里，少阳厥阴为表里，太阳少阴为表里，是谓足之阴阳也；手阳明太阴为表里，少阳心主为表里，太阳少阴为表里，是谓手之阴阳也。

岁露论第七十九

黄帝问于岐伯曰：《经》言夏日伤暑，秋必病疟，疟之发以时，其故何也？岐伯对曰：邪客于风府，病循膂而下，卫气一日一夜常大会于风府，其明日日下一节，故其日作晏。此其先客于脊背也，故每至于风府则腠理开，腠理开则邪气入，邪气入则病作，此所以日作尚晏也。卫气之行风府，日下一节，二十一日下至尾底,二十二日入脊内,注于伏冲之脉,其行九日出于缺盆之中,其气上行,故其病稍益早,其内搏于五脏,横连募原,其道远,其气深,其行迟,不能日作,故次日乃稸积而作焉。

黄帝问:卫气每至于风府,腠理乃发,发则邪入焉。其卫气日下一节,则不当风府奈何? 岐伯曰:风无常府,卫气之所应,必开其腠理,气之所舍,则其府也。

黄帝曰:善。夫风之与疟也,相与同类,而风常在,而疟特以时休何也? 岐伯曰:风气留其处,疟气随经络沉以内搏,故卫气应乃作也。帝曰:善。

黄帝问于少师曰:余闻四时八风之中人也,故有寒暑,寒则皮肤急而腠理闭,暑则皮肤缓而腠理开,贼风邪气因得以入乎? 将必须八正虚邪乃能伤人乎? 少师答曰:不然。贼风邪气之中人也,不得以时,然必因其开也其入深,其内极病,其病人也卒暴;因其闭也其入浅以留,其病也徐以迟。

黄帝曰:有寒温和适,腠理不开,然有卒病者,其故何也? 少师答曰:帝弗知邪入乎? 虽平居,其腠理开闭缓急,其故常有时也。黄帝曰:可得闻乎? 少师曰:人与天地相参也,与日月相应也。故月满则海水西盛,人血气积,肌肉充,皮肤致,毛发坚,腠理郄,烟垢著,当是之时,虽遇贼风,其入浅不深。至其月郭空,则海水东盛,人气血虚,其卫气去,形独居,肌肉减,皮肤纵,腠理开,毛发残,膲理薄,烟垢落,当是之时,遇贼风则其入深,其病人也卒暴。

黄帝曰:其有卒然暴死暴病者何也?少师答曰:得三虚者,其死暴疾也;得三实者,邪不能伤人也。黄帝曰:愿闻三虚。少师曰:乘年之衰,逢月之空,失时之和,因为贼风所伤,是谓三虚。故论不知三虚,工反为粗。帝曰:愿闻三实。少师曰:逢年之盛,遇月之满,得时之和,虽有贼风邪气,不能危之也,命曰三实。黄帝曰:善乎哉论!明乎哉道!请藏之金匮。然此一夫之论也。

黄帝曰:愿闻岁之所以皆同病者,何因而然?少师曰:此八正之候也。黄帝曰:候之奈何?少师曰:候此者,常以冬至之日,太一立于叶蛰之宫,其至也,天必应之以风雨者矣。风雨从南方来者为虚风,贼伤人者也。其以夜半至者,万民皆卧而弗犯也,故其岁民少病;其以昼至者,万民懈惰而皆中于虚风,故万民多病。虚邪入客于骨而不发于外,至其立春,阳气大发,腠理开,因立春之日风从西方来,万民又皆中于虚风,此两邪相搏,经气结代者矣。故诸逢其风而遇其雨者,命曰遇岁露焉。因岁之和而少贼风者,民少

病而少死；岁多贼风邪气，寒温不和，则民多病而多
死矣。

黄帝曰：虚邪之风，其所伤贵贱何如？候之奈
何？少师答曰：正月朔日，太一居天留之宫，其日西
北风，不雨，人多死矣。正月朔日，平旦北风，春，民多
死。正月朔日，平旦北风行，民病多者十有三也。正
月朔日，日中北风，夏，民多死。正月朔日，夕时北风，
秋，民多死。终日北风，大病死者十有六。正月朔日，
风从南方来，命曰旱乡；从西方来，命曰白骨，将国有
殃，人多死亡。正月朔日，风从东方来，发屋，扬沙石，
国有大灾也。正月朔日，风从东南方行，春有死亡。
正月朔日，天和温不风，籴贱，民不病；天寒而风，籴
贵，民多病。此所谓候岁之风，䢅伤人者也。二月丑
不风，民多心腹病；三月戌不温，民多寒热；四月巳不
暑，民多瘅病；十月申不寒，民多暴死。诸所谓风者，
皆发屋，折树木，扬沙石，起毫毛，发腠理者也。

大惑论第八十

黄帝问于岐伯曰：余尝上于清泠之台，中阶而顾，
匍匐而前，则惑。余私异之，窃内怪之，独瞑独视，安
心定气，久而不解，独转独眩，披发长跪，俯而视之，后

久之不已也。卒然自止,何气使然?

岐伯对曰:五脏六腑之精气,皆上注于目而为之精。精之窠为眼,骨之精为瞳子,筋之精为黑眼,血之精为络,其窠气之精为白眼,肌肉之精为约束,裹撷筋、骨、血、气之精而与脉并为系,上属于脑,后出于项中。故邪中于项,因逢其身之虚,其入深,则随眼系以入于脑,入于脑则脑转,脑转则引目系急,目系急则目眩以转矣。邪中其精,其精所中不相比也,则精散,精散则视歧,视歧见两物。目者,五脏六腑之精也,营卫魂魄之所常营也,神气之所生也。故神劳则魂魄散,志意乱,是故瞳子、黑眼法于阴,白眼、赤脉法于阳也。故阴阳合抟而精明也。目者,心之使也。心者,神之舍也。故神分精乱而不抟,卒然见非常处,精神魂魄散不相得,故曰惑也。

黄帝曰:余疑其然。余每之东苑,未曾不惑,去之则复,余唯独为东苑劳神乎?何其异也?岐伯曰:不然也。心有所喜,神有所恶,卒然相感,则精气乱,视误故惑,神移乃复,是故间者为迷,甚者为惑。

黄帝曰:人之善忘者,何气使然?岐伯曰:上气不足,下气有余,肠胃实而心肺虚,虚则营卫留于下,久之不以时上,故善忘也。

黄帝曰:人之善饥而不嗜食者,何气使然?岐伯曰：精气并于脾，热气留于胃，胃热则消谷，谷消故善饥；胃气逆上，则胃脘塞，故不嗜食也。

黄帝曰：病而不得卧者，何气使然？岐伯曰：卫气不得入于阴，常留于阳，留于阳则阳气满，阳气满则阳跷盛，不得入于阴则阴气虚，故目不瞑矣。

黄帝曰：病目而不得视者，何气使然？岐伯曰：卫气留于阴，不得行于阳，留于阴则阴气盛，阴气盛则阴跷满，不得入于阳则阳气虚，故目闭也。

黄帝曰：人之多卧者，何气使然？岐伯曰：此人肠胃大而皮肤涩，而分肉不解焉。肠胃大则卫气留久，皮肤涩则分肉不解，其行迟。夫卫气者，昼日常行于阳，夜行于阴，故阳气尽则卧，阴气尽则寤。故肠胃大，则卫气行留久；皮肤涩，分肉不解，则行迟。留于阴也久，其气不精，则欲瞑，故多卧矣。其肠胃小，皮肤滑以缓，分肉解利，卫气之留于阳也久，故少瞑焉。

黄帝曰：其非常经也，卒然多卧者，何气使然？岐伯曰：邪气留于上膲，上膲闭而不通，已食若饮汤，卫气留久于阴而不行，故卒然多卧焉。

黄帝曰：善。治此诸邪奈何？岐伯曰：先其脏腑，诛其小过，后调其气，盛者泻之，虚者补之，必先明知其形志之苦乐，定乃取之。

痈疽第八十一

黄帝曰：余闻肠胃受谷，上焦出气，以温分肉，而养骨节，通腠理。中焦出气如露，上注溪谷，而渗孙脉，津液和调，变化而赤为血，血和则孙脉先满溢，乃注于络脉，络脉皆盈，乃注于经脉。阴阳已张，因息乃行，行有经纪，周有道理，与天合同，不得休止。切而调之，从虚去实，泻则不足，疾则气减，留则先后。从实去虚，补则有余，血气已调，形气乃持。余已知血气之平与不平，未知痈疽之所从生，成败之时，死生之期，期有远近，何以度之，可得闻乎？

岐伯曰：经脉流行不止，与天同度，与地合纪。故天宿失度，日月薄蚀；地经失纪，水道流溢，草萱不成，五谷不殖，径路不通，民不往来，巷聚邑居，则别离异处。血气犹然，请言其故。夫血脉营卫，周流不休，上应星宿，下应经数。寒邪客于经络之中则血泣，血泣则不通，不通则卫气归之，不得复反，故痈肿。寒气化为热，热胜则腐肉，肉腐则为脓，脓不泻则烂筋，筋烂则伤骨，骨伤则髓消，不当骨空，不得泄泻，血枯空虚，则筋骨肌肉不相荣，经脉败漏，熏于五脏，脏伤故死矣。

黄帝曰：愿尽闻痈疽之形与忌日名。岐伯曰：痈发于嗌中，名曰猛疽。猛疽不治，化为脓，脓不泻，塞咽，半日死；其化为脓者，泻已则含豕膏，无令食，三日而已。

发于颈，名曰夭疽。其痈大以赤黑，不急治，则热气下入渊腋，前伤任脉，内熏肝肺，熏肝肺十余日而死矣。

阳气大发，消脑留项，名曰脑烁。其色不乐，项痛而如刺以针，烦心者，死不可治。

发于肩及臑，名曰疵痈。其状赤黑，急治之。此令人汗出至足，不害五脏。痈发四五日，逞焫之。

发于腋下赤坚者，名曰米疽。治之以砭石，欲细而长，疏砭之，涂以豕膏，六日已，勿裹之。其痈坚而不溃者，为马刀挟瘿，急治之。

发于胸，名曰井疽，其状如大豆，三四日起，不早治，下入腹，不治，七日死矣。

发于膺，名曰甘疽。色青，其状如谷实菇蓏，常苦寒热，急治之，去其寒热。不急治，十日死，死后出脓。

发于胁，名曰败疵。败疵者，女子之病也。久之，其病大痈脓，其中乃有生肉，大如赤小豆。治之，剉䔖翘草根各一升，以水一斗六升煮之，竭为取三升，则强饮厚衣，坐于釜上，令汗出至足已。

发于股胫，名曰股胫疽。其状不甚变，而痈脓搏骨,不急治,三十日死矣。

发于尻,名曰锐疽。其状赤坚大,急治之。不治,三十日死矣。

发于股阴,名曰赤施。不急治,六十日死。在两股之内,不治,十日而当死。

发于膝,名曰疵疽。其状大痈,色不变,寒热而坚者勿石,石之者死,须其柔乃石之者生。

诸痈疽之发于节而相应者,不可治也。发于阳者百日死,发于阴者三十日死。

发于胫,名曰兔啮。其状赤至骨,急治之,不治害人也。

发于内踝,名曰走缓。其状痈色不变,数石其输,而止其寒热,不死。

发丁足上下,名曰四淫。其状人痈,不急治之,百日死。

发于足傍,名曰厉痈。其状不大,初如小指发,急治之,去其黑者;不消辄益,不治,百日死。

发于足指,名曰脱疽,其状赤黑,死不治;不赤黑,不死。治之不衰,急斩之,不则死矣。

黄帝曰:夫子言痈疽,何以别之? 岐伯曰:营气稽留于经脉之中,则血泣而不行,不行则卫气从之而不通,壅遏而不得行,故热。大热不止,热胜则肉腐,肉腐则为脓,然不能陷于骨髓,骨髓不为燋枯,五脏不为伤,故命曰痈。

黄帝曰:何谓疽? 岐伯曰:热气淳盛,下陷肌肤,筋髓枯,内连五脏,血气竭,当其痈下筋骨良肉皆无余,故命曰疽。疽者,上之皮夭以坚,上如牛领之皮。痈者,其皮上薄以泽。此其候也。

《灵枢经》重要词语索引

说明：本索引主要收录《灵枢经》中的重点词语。索引以首字笔画多少排序，首字笔画相同者以横、竖、撇、点、折笔顺排序，首字为同一字的，再按第二字笔画、笔顺排序，以此类推。各词语后括号中为本书篇序。

187

上守机(一、三)

上守神(一、三)

上实下虚(七十五)

上高而歌(十)

上焦(十八、三十、三十二、三十六、

　　六十三)

上焦出气(八十一)

上寒下热(七十五)

上管(四十七)

上膈(六十八)

小邪(七十五)

小针(二十四、六十)

小肠(二、十、十一、三十一、

　　三十二、四十三、七十七)

小肠胀(三十五)

小肠厚(四十七)

小肠结(四十七)

小肠薄(四十七)

小便遗数(十)

小便数(十)

小络(七、十九)

小海(二、五)

小腹(十)

小腹鸣(四)

小腹痛肿(十九)

小腹痛胀(二十九)

口干(十、二十三)

口中热如胶(二十六)

口苦(四)

口热舌干(十)

口喎(十)

久痹(六)

广肠(三十一、三十二)

卫气(十八、二十八、五十二、

　　五十九、六十八、七十一、

　　七十五、七十六、七十九、

　　八十、八十一)

卫气相乱(三十五)

飞扬(五)

飞阳(十)

马刀侠瘿(十)

马刀挟瘿(八十一)

马矢煴(六)

马膏(十三)

丰隆(五、十)

井(二)

井疽(八十一)

天井(二)

天池(二)

天忌日(七十八)

天枢(十四)

天府(二、二十一、七十五)

天柱(二、五、二十一、二十三、
　　二十四、二十八、三十四)

天宦(六十五)

天突(二、五十九、六十九)

天留(七十七)

天留之宫(七十九)

天容(二、五、七十五)

天道(九、十一)

天窗(二、五)

天牖(二、五、二十一)

天牖五部(二十一)

木形之人(六十四)

木胜土(十)

四画

五十九刺(二十三)

五十营(五、十五)

五气(三十七)

五节(七十五)

五主(七十八)

五发(七十八)

五过(六十一)

五夺(六十一)

五邪(七十五、七十八)

五行(三十四)

五合(十一)

五色(四、十一、三十七、四十九、
　　五十六)

五并(七十八)

五阴气俱绝(十)

五形志(七十八)

五走(七十八)

五劳(七十八)

五时(十一、三十七、四十四)

卂甲(一)

五乱(三十四)

五兵(六十)

五体(五)

五位(十一)

五谷(五十六)

五谷之腑(二)

五态(七十二)

五味(十一、五十六、六十三、
　　七十八)

《灵枢经》重要词语索引

193

《灵枢经》重要词语索引

195

六画

地为阴(十二)

扬刺(七)

耳(十)

耳下(七十六)

耳上角(十)

耳门(十四)

耳无闻(二十四)

耳中(二十四)

耳中有脓(二十四)

耳中鸣(二十八)

耳目不明(二十一)

耳后(十一、十三)

耳后完骨(十三)

耳妄闻(二十二)

耳间青脉(二十、七十四)

耳青(二十三)

耳鸣(四、二十四、二十八)

耳前(十、十三、七十六)

耳聋(九、十、二十三、二十四、
　　三十)

耳聋浑浑焞焞(十)

耳痛(二十四)

耳数鸣(三十)

机(一)

机关(一、七十一)

机关大节(七十八)

百节尽纵(九)

百节皆纵(十)

夺阳(一)

夺阴(一)

夺精(二十八)

列缺(十)

邪气(一、四、五、七、九、四十四、
　　五十八、六十八、七十一、
　　七十三、七十五、七十七、
　　七十八、七十九)

邪在大肠(十九)

邪在小肠(十九)

邪在心(二十)

邪在肝(二十)

邪在肾(二十)

邪在肺(二十)

邪在胃脘(十九)

邪在胆(十九)

邪在脾胃(二十)

邪胜则虚之(三)

七画

肘（十）

肘网（十三）

肘挛（十）

肠中切痛（四）

肠中热（二十三）

肠中积聚（四十六）

肠若将以刀切之（二十二）

肠鸣（二十二、二十九、三十五）

肠胃受谷（八十一）

肠覃（五十七）

肠癥（四）

肠瘤（七十五）

肠澼（十、七十四）

狂（八、十、二十二、二十三、
　　七十五、七十八）

狂生（五）

狂妄不精（八）

狂笑（四）

狂癫（十）

角孙（二十一）

鸠尾（一、十）

卵上缩（九）

卵缩（十）

灸刺（七十八）

灸熨（四十二）

饮药（四十二）

言不变（二十三）

言吸吸（二十二）

辛（七十八）

肓之原（十九）

弃衣而走（十）

间使（二）

沉痔（四）

忧（七十八）

完骨（二、十一、十三、十四）

穷骨（二十二）

良工（三十五、四十九）

补阴泻阳（九）

补泻（三十四）

尾底（七十九）

尾骶（十四）

尾翳（十）

妊子（七十四）

纵挺不收（十三）

八画

环谷（十九）

环唇（十）

《灵枢经》重要词语索引

《灵枢经》重要词语索引

215

绝皮(七、九)

绝汗(九、十)

绝骨(二)

绝道(十)

十画

振埃(七十五)

振寒(十、二十八)

振寒洒洒(二十一)

热中善饥(二十)

热邪(七十五)

热病(二十三)

热厥(九、二十一)

恐(八、七十八)

恐惧自失(八)

恶血(四、二十四)

恶言(四)

真气(五、二十七、七十一、七十三、
　　七十五)

真心痛(二十四)

真头痛(二十四)

桂(十三)

桂心(六)

格(十七)

核骨(二、十)

根结(五)

唇(三十一)

唇反(十)

唇青(十)

唇胗(十)

唇嗌干(二十三)

唇槁(七十五)

唇漯漯然(二十六)

夏至(七十七、七十八)

破䐃脱肉(八)

原(二)

致气(一、二十一)

虑(八)

唏(二十八)

贼风(五十八)

贼风邪气(七十九)

铍石(七十五)

铍针(一、七、九、十九、七十五、
　　七十八)

缺盆(二、十、十一、十三、十四、
　　十六、十七、二十、二十九、
　　七十九、七十五)

积(六十六)

十五画

鍉针(一、七、七十八)

膻中(五、十、十六、三十五)

膺(一)

膺中(二)

膺中外腧(二十)

膺乳(十一、十三)

膺腧(九)

臀(十、十三)

臂(四、十)

臂内上骨下廉(十)

臂厥(十)

十八画及以上

髆骭(十四、二十九、四十七、五十)

顑(二十一)

顑痛(二十六)

髃(十三)

髃骨(十)

臑(十)

臑内(十)

臑似折(十)

巅(十、十一、十三、十六)

巅上(二十三)

跻脉(十三、十七)

髓之海(三十三)

髓海(三十三)

髓液(三十六)

癫疾(四、十、二十二、二十三、七十八)

蠡沟(十)

镵针(一、七、七十五、七十八)

颧(十)